CONTRIBUTION A L'ÉTUDE

DES

TROUBLES NERVEUX

QUI SURVIENNENT CHEZ LES DIABÉTIQUES

PAR

Eugène MARY

DOCTEUR EN MÉDECINE DE LA FACULTÉ DE PARIS

PARIS

ALPHONSE DERENNE

52, Boulevard Saint-Michel, 52

1881

CONTRIBUTION A L'ÉTUDE

DES

TROUBLES NERVEUX

QUI SURVIENNENT CHEZ LES DIABÉTIQUES

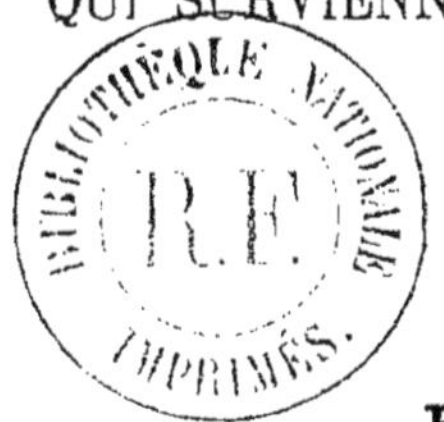

PAR

Eugène MARY

DOCTEUR EN MÉDÉCINE DE LA FACULTÉ DE PARIS

PARIS

ALPHONSE DERENNE

52, Boulevard Saint-Michel, 52

1881

A MON PÈRE

A MA MÈRE

A MA SŒUR

A MON BEAU-FRÈRE

A M. LE DOCTEUR EMPIS

Médecin de l'Hôtel-Dieu
Membre de l'Académie de Médecine

A MON MAITRE ET PRÉSIDENT DE THÈSE

M. LE PROFESSEUR HARDY

CONTRIBUTION A L'ÉTUDE

DES

TROUBLES NERVEUX

QUI SURVIENNENT CHEZ LES DIABÉTIQUES

———

INTRODUCTION

Toutes les maladies générales retentissant sur le système nerveux produisent des troubles ordinairement fort importants bien que souvent négligés, comme le fait remarquer M. le professeur Grasset dans son remarquable Traité des maladies du système nerveux.

Le diabète est l'une de ces maladies générales, dont les manifestations nerveuses très intéressantes par leur variété et leur fréquence ne nous paraissent pas avoir suffisamment appelé l'attention des auteurs. En effet, la question qui nous occupe n'est complètement traitée dans aucun des nombreux ouvrages si justement estimés que nous possédons en France sur le diabète.

C'est pourquoi il nous a paru utile de rassembler ces documents épars et de présenter un aperçu concis de l'état actuel de la science sur les principaux troubles nerveux qui surviennent dans le cours du diabète.

Mary   2

Grâce à l'obligeance de notre ami M. de Tornery qui a bien voulu se mettre à notre disposition pour la traduction des auteurs allemands, nous avons pu puiser dans les ouvrages étrangers quelques éléments utiles pour faire cette étude.

PATHOGÉNIE

La pathogénie des troubles nerveux qui surviennent chez les diabétiques, est passée par trois phases ; dans la première, ces troubles n'attirent que fort peu l'attention des médecins qui ne cherchent pas à voir leur liaison avec la maladie qu'ils accompagnent et les considèrent comme de simples coïncidences.

Après les fameuses expériences de Claude Bernard, qui produit la glucosurie chez les animaux par la piqûre du plancher du quatrième ventricule, on est porté à considérer la diabète comme étant toujours le résultat d'une lésion nerveuse, lésion nerveuse pouvant d'ailleurs avoir un siége assez variable, puisque, d'après Schiff, qui a expérimenté sur des grenouilles, la région dont la piqûre est suivie de la glucosurie s'étend depuis le tiers supérieur de la moelle allongée jusqu'au dessous du renflement brachial de la moelle épinière.

Il faut dire que dans toutes ces diverses expériences, on n'est arrivé qu'à produire un diabète artificiel et d'une durée toujours très limitée ; mais il ne répugne nullement d'admettre, que si une lésion passagère occasionne un diabète transitoire, une lésion permanente comme serait

une tumeur, par exemple, pourra occasionner une glucosurie persistante.

Marchal de Calvi fut le premier qui dans son ouvrage
(des accidents diabétiques) chercha à établir que le diabète,
loin d'être toujours, comme on l'admettait avant lui, la
conséquence d'une altération du côté du système nerveux,
était presque toujours la cause des lésions cérébro-spinales
observées.

Il cite à l'appui de son dire une vingtaine d'observations,
desquelles il résulte suivant lui, que la congestion et l'apoplexie cérébrale, la paralysie ascendante, le trouble des
facultés intellectuelles se sont présentés à titre d'accidents
diabétiques.

Il termine par un rapprochement entre la goutte et le
diabète, qu'il considère dans sa variété la plus commune,
comme la *goutte* dans le sang. « La goutte, dit-il, le diabète,
le rhumatisme, la gravelle acide, les dartres, sont des manifestations congénères de la grande diathèse urique. »

Il est généralement admis de nos jours, que suivant les
cas, les deux opinions sont l'expression de la vérité.

Et voici comment il me semble que la question doit être
résolue :

Dans plusieurs circonstances, le diabète et les troubles
nerveux concomitants paraissent être sous la dépendance
de lésions cérébro-spinales (1).... Ces faits sont les plus
rares, et ne doivent pas nous occuper ici.

Dans la majorité des cas, les troubles nerveux qui surviennent dans le cours du diabète, sont une conséquence

1. On trouvera dans Fritz, la *Gazette hebdomadaire*, 1859, des
faits probants à l'appui de cette opinion.

de la glucosurie. Les uns en dépendent indirectement, telles sont, par exemple, les apoplexies cérébrales, qui sont évidemment le résultat d'une altération vasculaire, altération vasculaire dans la production de laquelle le diabète a joué un grand rôle. Les autres sont directement sous la dépendance de la *glucosurie*, et ces derniers sont les plus nombreux, les plus intéressants pour nous.

Aussi avant d'indiquer comment nous comprenons leur production il est indispensable de les bien distinguer, c'est pourquoi, nous allons faire leur diagnostic.

Voici sur quelles bases il doit reposer :

1° La coexistence des phénomènes nerveux avec la glucosurie, c'est évident.

2° La mobilité de ces phénomènes nerveux, qui, survenant sans cause appréciable disparaissent de même ; à cette mobilité on peut ajouter une grande variabilité, c'est tantôt des accès de convulsions, de la dyspnée, des accidents comateux.

3° L'efficacité du traitement diabétique. C'est ainsi qui l'on voit sous l'influence d'un régime salutaire, ces diverrs accidents s'améliorer promptement et disparaître au bout de quelques jours.

Les auteurs ont émis sur la pathogénie des troubles que présentent ces trois caractères, que nous venons d'indiquer, des opinions bien différentes. Ces opinions nous les ferons connaître après la description de chacun de ces accidents.

Bien que la question ne nous paraisse pas encore bien élucidée, et tout en faisant de grandes réserves pour certains cas, nous avons une grande tendance à rattacher ces divers phénomènes à une cause univoque : la dyscrasie du sang. Il est naturel d'admettre *a priori* qu'un système nerveux dont la nutrition est anormale, qui reçoit un sang vicié et chargé de produits étrangers comme l'est celui des diabétiques, ne peut fonctionner d'une manière régulière, et il est bien permis par conséquent, à défaut d'explication meilleure, d'attribuer les troubles fonctionnels que nous constatons à des modifications organiques ou purement dynamiques du système nerveux, et de rapprocher les désordres moteurs, sensitifs, intellectuels que l'on observe chez les diabétiques des mêmes symptômes que présentent les saturnins dont le sang est chargé de plomb, les goutteux dont le sang renferme de l'acide urique.

Dans cette hypothèse la mobilité de ses troubles trouverait son explication dans la fluctuation de la glycémie qui tantôt baisse, tantôt augmente, et ce qui vient encore corroborer cette manière de voir, c'est la coïncidence fréquente de certains accidents avec une diminution de la polyurie. C'est ainsi que tous les observateurs ont été frappés de ce fait que le coma diabétique survenait souvent au moment où la quantité d'urine avait diminué, alors que le poison contenu dans le sang avait de la difficulté à *s'éliminer*.

Nous devons nous demander maintenant à quoi tient cette grande variabilité que nous avons notée comme un des caractères des accidents diabétiques en question qui consiste, avons-nous dit, tantôt en mouvements convulsifs, tantôt en phénomènes comateux, ici en ataxie, ailleurs en du délire.

Dira-t-on qu'elle tient à des localisations diverses du poison qui porte son action sur telle ou telle partie des centres encéphalo-rachidiens ?

Il semble que les formes convulsives résultent de l'ir-

ritation des diverses régions excito-motrices de l'axe céré-
bro-spinal. Les convulsions partielles peuvent être dues
à l'excitation des origines des nerfs qui animent les parties convulsées, les troubles de l'intelligence, le délire
témoignent d'une irritation portant sur la surface des hé-
misphères.

Dans la forme dyspnéique c'est l'origine des pneumo-
gastriques qui serait atteinte. Enfin le coma qui survient
souvent à la suite de la dyspnée pourrait tenir à l'épuise-
ment qui succède à toute excitation trop violente ou trop
prolongée.

Quelle est la nature de ce poison ? C'est là le problème
le plus embarrassant qui s'impose à nous. Est-ce l'acétone
qui se forme dans le sang?

Le sucre doit-il être incriminé, enfin, les troubles nerveux ne seraient-ils pas plutôt produits par le mélange
complexe des principes étrangers contenus dans le sang
des glucosuriques.

MOTILITÉ.

L'un des premiers symptômes du diabète est une grande
faiblesse musculaire. Marchal de Calvi fut le premier qui
signala à l'attention des médecins, l'importance de ce
phénomène qui par sa précocité et sa constance peut mettre
sur la voie du diagnostic.

Elle débute le plus souvent par une simple sensation de
fatigue siégeant surtout dans les régions lombaires. C'est
par exemple un ouvrier qui ressent une lassitude inaccou-

tumée, après son travail. Mais à mesure que la maladie
fait des progrès, la faiblesse augmente, et peut aller jusqu'à une prostration insurmontable qui finit par gagner
tout le corps. Le malade cherche alors, mais toujours en
vain, à améliorer son état par le repos, quand il mène une
vie active, par l'exercice s'il a des habitudes sédentaires.

On a recours aux toniques de toute sorte ; les ferrugineux
et l'hydrothérapie, si utiles en d'autres circonstances, n'au-
ront de réelle efficacité, qu'à titre d'adjuvant et qu'autant
qu'on leur associera le régime antidiabétique : alcalins, suppression des féculents, etc. Mais sous son influence les
forces reviendront et c'est là, on peut le dire, une pierre
de touche infaillible pour le diagnostic de l'atonie diabétique. Sans prétendre que l'on ne puisse rencontrer des
diabétiques conservant une notable vigueur — Trousseau et
Graves en ont rapporté des exemples — cette grande faiblesse constitue un symptôme assez important pour faire
soupçonner le diabète chez un individu, toutes les fois
qu'on ne trouve pas d'autre cause capable d'expliquer sa
souffrance.

On peut ramener à trois les théories émises sur la cause
de cette grande faiblesse musculaire des diabétiques : l'anémie du sujet, l'altération musculaire, un vice d'innervation
par dyscrasie. Sénator, en mentionnant l'anémie parmi les
causes de l'atonie musculaire, fait cette remarque très judi-
cieuse, ce me semble, que cette fatigue est un phénomène
du début survenant le plus souvent à une époque où l'organisme n'est pas profondément débilité. Il invoque alors
une altération fonctionnelle du muscle qui produirait une
quantité anormale de sucre. — Bocker se demande si le

sucre n'agit pas indirectement sur la fibre musculaire en amenant sa déshydratation.

Enfin, vient l'opinion qui rattache l'atonie musculaire à un vice de l'innervation par altération du sang ou dyscrasie ; c'est la théorie à laquelle nous donnerons volontiers la préférence et sur laquelle nous avons insisté plus longuement dans le chapitre consacré à la pathogénie.

On a encore signalé des altérations de la motilité plus profondes que celles que nous venons de passer en revue. On a noté plusieurs cas d'hémiplégie que nous retrouverons à propos des accidents cérébraux auxquels elle semble se rattacher. Parfois c'est de la paraplégie qui se manifeste.

La paralysie peut se généraliser et revêtir tantôt les caractères de la paralysie ascendante (Lecadre et Dionis), tantôt ceux de la paralysie générale progressive (Delpech).

Parmi les divers troubles moteurs, je citerai encore l'existence de convulsions, de véritables ataxies. Mais, outre que ces accidents seront mieux étudiés dans le chapitre relatif aux troubles cérébraux, ils ne présentent pas en eux-mêmes un grand intérêt, car presque tous les auteurs les ont considérés plutôt comme des coïncidences ne devant pas être mises sur le compte du diabète.

Cependant, il s'est rencontré certains cas, rares, il est vrai, de paralysie et autres troubles moteurs survenus pendant le diabète sans cause appréciable ; ils durent quelques jours ou quelques semaines et disparaissent ensuite, sans qu'on puisse s'expliquer pourquoi, tantôt spontanément, le plus souvent sous l'influence du régime anti-diabétique.

Bien que la pathogénie de ces accidents soit loin d'être

bien évidente, on est porté à les rattacher à la maladie générale qu'ils accompagnent.

Durand-Fardel a vu un cultivateur, âgé de trente-cinq ans, qui, au début d'un diabète intense et rapide, avait la marche incertaine et chancelait comme un homme ivre. Le traitement amena promptement une amélioration assez grande pour qu'il pût reprendre ses travaux. — « Un vieillard de soixante-dix ans, dit encore Durand-Fardel, avait, au commencement du diabète, la marche vacillante, comme s'il se fût trouvé sur mer. — Chez un autre individu d'une cinquantaine d'années, bien qu'avant tout traitement l'urine présentât de 80 à 100 grammes de sucre, ce qui dominait, c'était un état nerveux particulier avec embarras de la tête et des mouvements en général, et surtout de l'incertitude dans la marche, des douleurs et des sensations indéfinissables dans les membres. Le traitement et le régime n'amenèrent qu'une atténuation incomplète de la glucosurie ; il y avait toujours de 10 à 15 grammes de sucre, et une grande susceptibilité au moindre écart dans le régime. Les bains de mer, l'hydrothérapie, les eaux d'Aix-en-Savoie n'améliorèrent pas son état d'une manière appréciable. Au bout de quatre ans, les accidents nerveux du diabète se reproduisirent, furent combattus avec un succès apparent, le sucre disparut, au moins momentanément, de l'urine, et je perdis le malade de vue. — J'ai observé encore, continue le même auteur, un cas de tremblement particulier des mains, ce qu'on appelle : *tremblement des écrivains.* » Voici enfin l'observation d'une femme intéressante par la variété des troubles nerveux qu'elle a présentés.

Observation personnelle

Diabète. — Hypéresthésie générale. — Paralysie du bras droit.

Richard, Clémentine, 59 ans, ménagère, complexion très forte, pas de maladies antérieures, quand il y a environ quatre ans, éprouva grand chagrin par suite de la mort de son mari et de son fils, phtisiques tous deux. Épuisée par la fatigue et ces émotions morales, dut garder le lit pendant six mois, mais loin de lui rendre des forces, ce repos prolongé la laisse dans une grande lassitude ; elle éprouve des douleurs dans les reins, et presqu'en même temps la soif augmente, l'urine devient plus abondante, renferme une quantité notable de sucre ; l'appétit est exagéré, et malgré cela, l'amaigrissement fait des progrès notables ; puis la tête devient lourde, la malade se plaint de vertiges, d'étourdissement qui l'empêchent de marcher.

La vue se trouble et les objets semblent être recouverts d'un nuage. En même temps, Clémentine R..., perd en partie son sommeil qui est toujours agité par des rêves et des cauchemars, elle se plaint enfin de démangeaisons aux organes génitaux, et de très vives douleurs qu'elle compare à de petits coups d'épingle ; ces douleurs qui siègent sur toute la surface du corps sont plus intenses aux mains, sur les pieds et dans les lombes, les doigts sont engourdis, et leurs articulations semblent avoir perdu leur souplesse normale.

Deux ans et demi environ après l'invasion de la maladie est survenue sans cause appréciable une paralysie du membre supérieur droit, c'est à son réveil que la malade s'aperçut qu'elle ne pouvait plus remuer le bras, la sensibilité était abolie. Cela dure ainsi huit jours, après lesquels la guérison arrive spontanément.

Pas de changement notable jusqu'au mois de juillet 1880, à cette époque l'état s'aggrave, Clémentine ne peut marcher. A l'atonie musculaire est venu s'ajouter un œdème généralisé, en même temps l'appétit se perd, les douleurs sont plus vives, et le 24 juillet 1880 elle entre à l'Hôtel-Dieu, service de M. Empis. Sous l'influence du régime, suppression des féculents, viande rôtie, vin de Bordeaux, bicarbonate de soude, les forces reviennent, l'œdème disparaît, mais l'amélioration ne se maintient pas longtemps, car sauf l'œdème les autres symptômes reparaissent avec leur intensité première, la mémoire est très affaiblie, l'intelligence est paresseuse, la vue est trouble, l'odorat semble considérablement émoussé, car la malade ne distingue plus l'odeur ni de ses aliments, ni de son vin.

Le 7 décembre 1880. — Clémentine R... est transportée à l'hôpital Laënnec, service de M. Legroux ; nous la retrouvons un peu plus gaie, toutefois son état ne présente pas de changement notable.

Le 3 janvier 1881. — La malade éprouve une vive douleur dans les deux oreilles ; cette douleur, qui s'est présentée sous forme d'élancement, dure vingt-quatre heures et disparaît spontanément.

TROUBLES DE LA SENSIBILITÉ

La sensibilité chez les diabétiques peut subir des modifications nombreuses ; elle peut être diminuée ou même anéantie (anesthésie), augmentée (hypéresthésie) ; enfin on observe souvent des douleurs névralgiques vraiment intolérables.

Il faut parcourir les auteurs pour rencontrer quelques cas d'anesthésie partielle. Dionis des Carrières a observé un malade chez lequel il y eut perte de la sensibilité et de la chaleur dans les deux premiers orteils de chaque pied avec aberration de la tactilité à la plante du pied.

Naumann a pu arracher les poils qui recouvrent certaines parties du corps sans que les malades éprouvassent aucune douleur.

Durand Fardel dit en avoir observé plusieurs cas qu'il ne cite pas. Il paraît se rallier à l'opinion de Beau qui considère ces anesthésies, fréquentes surtout aux cuisses et au thorax, comme liées à un état mal déterminé, commun à toutes les cachexies.

Enfin d'après M. le professeur Bouchardat, l'anesthésie partielle chez les diabétiques, dont il rapporte plusieurs exemples, est plus fréquente qu'on ne le croit généralement. Il est certain que le plus souvent elle passerait inaperçue si on ne la cherchait pas avec soin.

L'hyperesthésie cutanée ou dermalgie est moins commune, mais comme elle est bien plus manifeste, on en trouve de nombreux exemples dans les auteurs.

Dans l'ouvrage de M. Durand Fardel nous trouvons cités le cas d'une dame qui avait une hyperesthésie de toute la paroi thoracique gauche et postérieure, et celui d'un individu, diabétique depuis quatre ans, qui, depuis un an, avait une hyperesthésie considérable des masses musculaires de la cuisse droite avec douleurs spontanées assez semblables à celles de l'ataxie locomotrice.

Trousseau dans ses cliniques rapporte un exemple d'hyperesthésie du côté droit chez une femme âgée d'une soixantaine d'années. Enfin nous donnons l'histoire d'une malade fort intéressante qui est affectée d'une hyperesthésie générale très marquée. Ce sont des démangeaisons siégeant par tout le corps, plus prononcées toutefois aux pieds, sur les mains et dans la région lombaire ; ces petites douleurs, très vives d'ailleurs, et que le plus petit frottement le moindre pli des vêtements exagèrent d'une façon singulière, l'oblige à changer constamment de position ; la malade prétend que ces picotements contribuent à l'insomnie dont elle est affligée depuis sa maladie.

Il existe très souvent des crampes, dont presque tous les auteurs qui se sont occupés de diabète, nous ont donné la description, car c'est un des phénomènes les plus constants et sur lequel l'attention est toujours attirée. On a noté leur fréquence pendant la nuit, leur siège dans le mollet, leur amélioration par le régime antidiabétique.

Pour M. le professeur Bouchardat ces crampes doivent être rapportées à l'anémie qui accompagne toujours le diabète. Enfin je dois ajouter avec Durand Fardel que : « Beaucoup de diabétiques se plaignent de douleurs dans les muscles, dans les jambes, les mollets, le tronc, la base du thorax, la région dorsale lombaire quelquefois ; mais il n'y a rien de prédominant, dans cette dernière région. Quelquefois aussi les malades accusent des douleurs articulaires. Je ne parle pas ici des rhumatisants dont je m'occuperai plus loin. Les douleurs dont il est question paraissent être sous la dépendance directe du diabète.

Certains malades ressentent des engourdissements dans les membres inférieurs, dans les mains ; mais ce n'est pas commun. Il en est de même du refroidissement des extrémités ; celles-ci sont plus souvent le siége d'une chaleur brûlante et incommode ». J'ajouterai que les organes génitaux sont presque toujours le siége de démangeaisons très vives dues à l'irritation que produit le passage d'une urine sucrée.

NÉVRALGIES

J'arrive maintenant à un autre ordre de faits mieux définis et plus souvent observés dans le diabète sucré : je veux parler des névralgies. Elles sont très fréquentes ; la plus commune de toutes est sans contredit la névralgie sciatique ; il est peu de praticiens qui n'en aient vu d'exemple.

La gastralgie est également fréquente ; la femme que nous avons pu observer à l'hôpital Cochin, service de M. Bucquoy, nous en a fourni un exemple.

Il en est de même de la névralgie intercostale qui survenant presque toujours à la dernière période du diabète semple se rattacher à la consomption tuberculeuse et a par conséquent moins d'importance pour nous. Déjà tous les auteurs qui ont signalé la relation qui existe entre les névralgies et le diabète, ont remarqué qu'elles sont très douloureuses et très difficiles à guérir et Roseinsten, frappé de ce fait, conseille dans Berlin Médiciniche Vochenschrift *Journal médical de Berlin* (1874) de chercher, toutes les fois qu'on se trouve en présence d'une névralgie très douloureuse et rebelle au traitement ordinaire, si l'urine ne renferme pas de glucose. « Surtout, ajoute-t-il, si la maladie est limitée aux parties périphériques des nerfs, on trouvera souvent le diabète, et le traitement dirigé contre la glucosurie amènera une prompte guérison de la névralgie. » Roseinstein communique à ce propos une observation personnelle de sciatique limitée au péroné et au tibia, remarquable par l'intensité de la douleur et qui ne céda qu'au traitement antidiabétique.

Nous trouvons encore dans le journal de clinique allemande une observation du docteur Rosen de Giessen très intéressante. Il s'agit d'un malade atteint de diabète sucré qui arrivé à la dernière période de la maladie, est pris d'une névralgie simple du trijumeau remarquable par sa ténacité et sa violence ; cependant elle cède au traitement diabétique.

L'intensité de la douleur, sa résistance à la médication ordinaire, son amélioration par le traitement diabétique, tels sont les trois caractères distinctifs de la névralgie diabétique.

M. le docteur Vorms, par sa communication du 28 septembre 1880, à l'Académie de médecine, a fait connaître une forme nouvelle de névralgie diabétique, à laquelle il donne la dénomination de névralgie symétrique, car dans les deux cas qu'il rapporte elle avait pour siège des branches nerveuses symétriques.

A cause de la nouveauté du fait, nous reproduisons les deux observations intégralement que nous tirons de la *Gazette hebdomadaire de Médecine et de Chirurgie,* n° 51.

Voici les circonstances cliniques dans lesquelles j'ai observé, dans ces dernières années, deux fois cette variété de troubles du système nerveux :

Depuis 1864, j'avais eu l'occasion de suivre la santé de M. X... Il était alors âgé de quarante-cinq ans ; né d'une mère goutteuse, ayant eu une tante diabétique, il avait présenté lui-même des phénomènes d'arthritisme. La mort de cette tante, survenue peu de temps auparavant à la suite de gangrène diabétique, avait violemment frappé son imagination très vive d'ailleurs, et l'avait rendu *glycophobe.* Peu de temps après, il fut pris de soif inusitée. Dans un sentiment bizarre de crainte, il chercha à cacher cette anomalie à son entourage, à lui-même et à son médecin. A son insu, j'examinai ses urines, et je trouvai environ 30 gr. de sucre par litre et de l'urée en excès ; il rendait environ 2 litres d'urine par jour. La frayeur inspirée par l'idée d'être atteint de diabète était telle, chez le malade, qu'il fallut les plus grands ménagements pour lui proposer de suivre le traitement classique. Il se déroba presque entièrement, suivit ses occupations qui étaient fort importantes, et chercha dans le travail et les honneurs un palliatif à ses préoccupations de santé. Pendant près de dix ans, il vécut ainsi, maigrissant un peu, perdant des forces, se cachant des médecins, ne suivant aucun des régimes. Mais je pus, à son insu, analyser ses urines tous les mois à peu près.

Des analyses nombreuses m'ont permis de constater que, pendant près de dix ans, l'urine renfermait régulièrement et uniformément de 30 à 40 grammes de sucre par litre. Autant qu'on pouvait le supposer, il buvait et émettait également 2 litres par jour. Pendant toute cette longue période de temps, l'activité de M. X... ne se démentit pas, malgré la diminution évidente de ses forces, son amaigrissement et l'absence de toute médication et de toute hygiène alimentaire, dont il s'entêtait à nier l'utilité.

Les choses en étaient là lorsqu'il fut pris, au mois d'avril 1876, de douleurs intolérables dans la région postérieure des *deux cuisses*. Cette douleur, plus violente le soir et surtout la nuit, suivait manifestement le trajet de la section fémorale des nerfs sciatiques. Elle était également intense des deux côtés, s'exaspérait par la pression et était nettement limitée entre l'échancrure sciatique et le creux poplité, qu'elle ne dépassait pas.

L'ensemble de ces phénomènes symétriques, si nouveaux pour moi, était tel qu'on pouvait supposer une origine centrale commune, soit vertébrale, soit médullaire. Mais aucun signe objectif, ni la douleur à la pression des vertèbres, du sacrum, du bassin, ne venait étayer cette dernière hypothèse. Cependant le mal était tellement violent que, pendant un mois, le malade, homme très courageux d'ailleurs, éprouvait des souffrances qui lui arrachaient des cris. Aucun des moyens employés, sulfate de quinine, bromure de potassium, injections de morphine, etc., ne put les atténuer. Cette période se prolongea jusqu'au mois de juillet, amenant une perte presque complète de l'appétit, du sommeil, et un affaiblissement considérable.

Je proposai alors au malade de se rendre aux eaux de Royat. La cure qu'il y fit, et pendant laquelle il fut examiné et suivi avec le plus grand soin par un médecin très instruit de la station, détermina, en même temps qu'une diminution notable de la glucosurie, un soulagement considérable, puis bientôt une disparition de la douleur. Après avoir passé quelques semaines au bord de la mer, M. X... rentrait à Paris, ayant repris quelques forces et semblant débarrassé de sa névralgie. Il n'était pas encore possible d'obtenir du malade un régime anti-diabétique. Mais l'année suivante, également vers le printemps, la névralgie sciatique double et symétrique reparut avec les mêmes caractères et la même intensité. A partir de cette époque, le malade consentit sur mes instances à se soumettre à un régime sévère. Aussitôt la glucosurie tomba à 4 ou 5 grammes par jour, et la névralgie disparut au bout de peu jours.

La santé s'améliora sous l'influence du régime et se maintint relativement assez bonne, jusqu'au milieu de 1879, sans que la névralgie reparût. Mais à cette époque se manifestèrent les symptômes d'une affection carcinomateuse du foie, qui emporta le malade quelque temps après.

L'autopsie ne put être faite. Pendant la période cachectique, marquée par l'apparition d'une tuméfaction caractéristique du foie la glucosurie avait disparu complètement.

Chez ce malade, le diabète avait duré, à ma connaissance, dix-sept ans. Pendant quatorze ans, aucun régime n'avait été suivi.

Il ressort de cette observation : 1° que la névralgie sciatique double, symétrique, a coïncidé avec un maximum de glycémie, et a diminué et disparu, à deux reprises, avec l'abaissement de la quantité de glucose dans le sang ; 2° que l'origine et l'évolution du diabète, dont la convulsion a été une affection parenchymateuse du foie, peuvent, avec une grande probabilité, être attribuées à une affection hépatique restée à l'état latent pendant une longue période de temps.

Voici la seconde observation :

Au mois d'octobre 1878, je fus appelé auprès de M. X..., âgé de soixante-trois ans, qui avait eu au printemps précédent une bronchite accompagnée d'hémoptysie, pour laquelle il s'était fort peu soigné.

Jusque-là, sa santé avait été très bonne. M. X... avait passé une existence très active, très élégante, montant à cheval, chassant, etc. Il existait des antécédents goutteux dans sa famille ; mais lui-même, à part des accès de jaunisse qu'il avait eus de loin en loin, s'était toujours bien porté. La bonne opinion qu'il avait de ses forces et de sa santé lui avait fait traiter avec beaucoup de négligence la première indisposition sérieuse dont il venait d'être atteint.

A l'époque où je l'examinai pour la première fois, je constatai une affection tuberculeuse très caractérisée, surtout au sommet gauche, où il existait de petites excavations. L'expectoration contenait des éléments élastiques. Je conseillai un régime approprié à cet état, sans avoir eu l'idée de rechercher une cause plus profonde à une affection nettement déterminée, et dont l'origine pouvait être attribuée au genre d'existence qu'avait mené M. X... Vers le milieu d'octobre de 1878, il me fit appeler en toute hâte à la campagne ; il venait d'être atteint d'une douleur intolérable qui siégeait des deux côtés dans le maxillaire inférieur et avait le caractère classique d'une névralgie des nerfs dentaires inférieurs : mais elle présentait ce caractère particulier d'être symétrique. Les dents étaient en très bon état et ne pouvaient être la cause d'un pareil phénomène.

La névralgie était exactement limitée au trajet du dentaire inférieur ni la langue, ni le maxillaire supérieur, ni le facial, ni l'articulation temporo-maxillaire n'étaient affectés. La douleur était térébrante, et tellement violente, que le malade, homme très énergique, demandait à grands cris du chloroforme et ne parlait de rien moins que de se suicider pour échapper à ces souffrances.

Devant la bizarrerie de cette manifestation symétrique, je me demandai si je ne me trouvais pas une seconde fois devant un cas de névralgie diabétique. Quoique M. X... ne présentât aucun indice de glycosurie j'examinai les urines. Je constatai la présence d'environ 25 grammes de sucre par litre ; le malade n'émettait pas plus d'un litre et demi d'urine en vingt-quatre heures. Immédiatement, et sans prononcer le mot de diabète, qui est la terreur de tant de personnes , je mis le malade au régime classique et, au bout de trois jours, j'eus la ratifica-

tion de voir disparaître la névralgie symétrique en même temps que
le glycose tombait à dix grammes par litre. Le régime put être main-
tenu, mais la tuberculisation fit des progrès rapides, et au bout de
cinq mois le malade succomba aux suites d'une pleurésie et d'une nouvelle hémoptysie.

A quelle forme originelle de diabète avait-on eu affaire dans ce cas?
Il n'est pas aisé de le dire. Cependant, des renseignements certains,
puisés auprès des personnes de son entourage, me permettent de penser
que le malade avait soif depuis plusieurs années et avait présenté assez
souvent des accidents hépatiques, très légers, à la vérité, dans le cours
de sa vie. Mais si ces indices sont insuffisants pour établir, aussi nettement que dans le cas précédent, l'origine hépatique du diabète, on peut
la considérer comme probable.

En rapprochant l'une de l'autre ces deux observations, on peut en
tirer les conclusions suivantes :

1° Il existe une forme spéciale de névralgie propre au diabète, qui
présente ce caractère de siéger symétriquement dans les mêmes branches nerveuses.

2° Jusqu'à présent, cette névralgie symétrique a été observée dans
les nerfs dentaires inférieurs et nerfs sciatiques.

3° La névralgie diabétique paraît dépasser en douleur les autres
névralgies.

4° Elle ne cède pas au traitement habituel des névralgies (quinine,
morphine, bromure, etc.), mais elle s'aggrave et s'atténue parallèle-
ment à la glycémie.

TROUBLES DE LA SENSIBILITÉ SPÉCIALE

La perte du sens génital est un des symptômes les plus
fréquents du diabète, puisqu'on le rencontrerait 9 fois sur
10, d'après Elliotson. L'on s'est demandé s'il y avait alors
seulement impuissance, c'est-à-dire inaptitude à opérer une
copulation fécondante ou non, par suite d'un manque

d'érection ou si, en même temps, les diabétiques étaient incapables de procréer, frappés de *stérilité* en un mot.

Cette dernière opinion est rendue probable par l'absence d'idées érotiques, de rêves lascifs chez la grande majorité des malades ; la plupart ont même les testicules petits, comme atrophiés.

Quoi qu'il en soit, l'anaphrodisie qui est, elle, bien évidente, apparaît ordinairement dès le début de la maladie dont elle suit toutes les vicissitudes ; elle est loin d'être définitive dans tous les cas, et chez les sujets jeunes on a vu les facultés viriles recouvrer toute leur intégrité avec la disparition de la glucosurie.

D'après Lécorché, l'impuissance serait le résultat de la faiblesse musculaire générale, qui en gagnant les muscles caverneux et bulbo-caverneux rendrait l'érection impossible. Mais en considérant que la perte du sens génital n'est pas toujours en rapport avec l'atonie musculaire, on est porté à voirudncdse la tôt curieux phénomène une manifestation de la souffrance qu'éprouve le système nerveux général par suite de la dyscrasie.

Le diabète semble n'avoir pas moins d'influence sur les organes génitaux de la femme que sur ceux de l'homme. En effet, presque toutes les glucosuriques accusent des troubles de la menstruation, chez la plupart la fécondité est très compromise. Corneliani a signalé comme un fait tout à fait exceptionnel un cas de grossesse, développé dans le cours du diabète, l'allaitement fut laborieux et très préjudiciable à la santé de l'enfant. Bouchardat ne connaît pas de femmes qui aient conçu pendant que leurs urines renfermaient une quantité notable de sucre

« mais, ajoute-t-il, pour atténuer la valeur de cette conclu-
sion, je dois dire que la glucosurie devient plus commune
pendant et après la ménaupause, et je dois ajouter encore
que presque toutes les glucosuriques menstruées que j'ai
pu observer, étaient déjà affaiblies par l'ancienneté de la
maladie. »

TROUBLES DE LA VISION

Les troubles de la vision tiennent une place importante
dans l'histoire du diabète, car souvent ils mènent le médecin au diagnostic de la maladie. Pour donner une idée de
la fréquence de l'ambliopie diabétique, je dirai que M. Fau-
conneau Dufresne l'a notée 20 fois sur 62 cas de diabète,
Bouchardat, 8 sur 32, Durand-Fardel, 67 sur 279. Ce der-
nier auteur pense que la réalité dépasse les chiffres qu'il
indique de telle sorte qu'on peut facilement admettre l'existence des troubles de la vision, dans un tiers des cas.

A l'exemple de M. Lécorché qui a laissé une description
vraiment magistrale de ces affections oculaires, tous les auteurs ont distingué une amblyopie diabétique légère et une
amblyopie diabétique grave. Nous imiterons leur exemple.

L'amblyopie légère apparaît ordinairement au début du
diabète. Elle consiste en un amoindrissement de la vision
qui devient trouble. Les malades comparent volontiers ce
qui se passe alors à l'effet d'un brouillard qui placé devant
leurs yeux leur masquerait les objets qu'ils regardent. Ils
s'en aperçoivent tantôt en lisant, parfois à leur réveil.

Mialle, Bouchardat, Lecorché ont noté que ces troubles

devenaient plus marqués après le repas au moment de la digestion ; ils ont également signalé leur amélioration facile à obtenir par un régime salutaire. Ce qui les caractérise c'est leur mobilité ; en effet ils suivent presque toujours très exactement les alternatives de la glucosurie, augmentent, diminuent comme elle.

Leur durée est très variable, ils disparaissent parfois spontanément au bout de quelques heures. C'est ce que nous avons observé chez un malade couché à la salle Saint-Ferdinand de l'hôpital la Charité, service de M. Raynaud. Il s'agit d'un homme diabétique depuis un an environ qui éprouva à son réveil et sans cause appréciable un trouble de la vision tel qu'il croyait à l'existence d'un épais brouillard survenu pendant la nuit, l'état de l'atmosphère n'avait pourtant pas changé et notre homme ne pouvait plus distinguer les objets. Ce curieux phénomène dura ainsi toute la journée ce ne fut que vers le soir que la vue du malade sembla s'améliorer un peu. Le lendemain sa vision était devenue *normale*.

De Graaf admet que cette amblyopie légère tient à une faiblesse particulière des muscles de l'accomodation, dépendant de l'atonie générale du système musculaire. Lécorché, sans rejeter l'explication de Graaf qu'il trouve plausible dans la plupart des cas, fait une restriction pour certains faits qu'il croit devoir attribuer plutôt, dit-il, à un trouble fonctionnel de la rétine par suite d'un mode circulatoire accidentellement vicieux.

AMBLYOPIE GRAVE

Nous ne dirons que quelques mots de cette affection dont Lecorché a laissé une si bonne description et que tous les ouvrages d'ophthalmologie traitent avec plus de compétence que nous.

Les troubles visuels graves se distinguent des troubles légers : 1° par l'époque de leur apparition c'est généralement vers la fin de la maladie qu'on les observe ; 2° par leur persistance ; 3° par leur nature qui a été assez bien déterminée dans ces derniers temps grâce à l'ophthalmoscope dans une première variété le début est brusque, en un instant la vision a disparu et l'examen du fond de l'œil permet de constater l'existence d'une hémorrhagie rétinienne ne différant en rien comme aspect des hémorrhagies ordinaires on comprend si cette hémorrhagie n'est pas considérable, s'il ne s'en produit pas d'autre, que les éléments de l'épanchement se résorbent et que la vision reprenne peu à peu son acuité.

Dans une autre variété le début est beaucoup plus lent, plus insidieux. Le malade après avoir eu les accidents de l'amblyopie légère s'aperçoit que son acuité visuelle diminue de plus en plus, le champ visuel offre des échancrures considérables. A l'examen du fond de l'œil on trouve dans certains cas, une atrophie partielle ou générale du nerf optique ou de la rétine (Galezowski *Traité des maladies des yeux*), tantôt atrophie avec iridochoroïdite (Liebreich in Lecorché *Traité du diabète* 77).

Enfin très souvent on n'a pu trouver des lésions capables d'expliquer l'amblyopie et on a émis alors des hypothèses sans preuves : altérations des liquides intra-oculaires ; lésions des centres nerveux correspondant à l'origine des nerfs optiques. Nous n'avons pas cru devoir faire entrer ici l'étude de la cataracte que personne ne considère comme un trouble nerveux.

TROUBLES DE L'AUDITION

Ces troubles sont extrêmement rares. Dreissig est le premier qui les ait signalés, et il rapporte un cas où la surdité fut complète. Comme on ne pouvait rapporter cet accident à une cause autre que la maladie, il l'attribua au diabète lui-même. Plus tard Jordao (thèse de Paris, 1857) cite chez le malade dont il donne l'observation un affaiblissement notable de l'ouïe ; là encore rien ne semble expliquer la production de cette infirmité, et de plus, fait important, cette surdité est liée à d'autres affaiblissements sensuels : le malade est affecté en même temps d'un affaiblissement de la vue, du goût, et de l'odorat. Griesenger dans un article paru dans les Archives des sciences physiologiques (*archives fur physiologie Heil Kunde*, 1859), et qui contient l'analyse de 235 cas de diabète, note dans 8 de ces cas, un affaiblissement de l'ouïe ; cet affaiblissement aurait été longtemps auparavant, précédé de troubles visuels. A tous ces faits nous pourrions ajouter un autre exemple tiré de l'ouvrage de Kulz ; nous nous contenterons de citer un fait observé personnellement cette année dans le service de M. Maurice Raynaud.

« Le nommé Perrot, Charles, âgé de 47 ans, employé de commerce entré le 10 janvier, salle Saint-Ferdinand, lit n° 11, semble avoir joui jusqu'à ces derniers temps d'une santé excellente ; il a été pris récemment d'un affaiblissement considérable qui l'a empêché de travailler ; la soif et la polyurie se sont alors produites et l'examen des urines montre qu'il est diabétique. Nous n'entrerons pas dans de grands détails sur les symptômes qu'il présente, cela ne rentrant pas dans notre sujet : mais nous ferons remarquer que le 28 janvier au soir il a été pris d'une douleur violente dans l'oreille droite, cette douleur n'a fait que s'accroître ; à minuit le malade a senti quelque chose se rompre dans son oreille et il s'est écoulé du sang en certaine abondance. A cette petite hémorrhagie a succédé un écoulement séreux teinté de sang.

M. Robin qui en a fait l'analyse a trouvé 12 0/0 de sucre. M. Variot interne du service a rencontré dans son examen microscopique, beaucoup de leucocytes, l'examen de l'oreille, fait à l'otoscope, montre une perforation de la membrane du tympan ; celle-ci est couverte de fausses membranes. M. C... déclare que c'est une otite moyenne. Nous avons affaire à une inflammation, probablement de cause dyscrasique, car rien, absolument rien, sauf le diabète, n'explique la production de cette otite ; nous ne voulons pas dire que tout y doive être attribué au diabète ; il se peut qu'il y ait une cause adjuvante quelconque ; dans tout les cas, il est certainement pour une grande part dans la production de l'otite moyenne, et parmi les inflammations *survenant* dans le diabète on doit maintenant classer l'otite moyenne.

Dans tous les faits que nous venons d'exposer, les troubles de l'audition sont survenus sans cause extérieure apparente et pour ainsi dire comme dans le cours naturel de la maladie ; il est à remarquer que dans la plupart des cas ces troubles ont coïncidé avec des affaiblissements d'autres organes sensoriels, tels que la vue. Il nous semble néanmoins que malgré l'existence de toute cause extérieure évidente et la coïncidence avec des troubles dans plusieurs autres sens à la fois, on n'est pas autorisé à rapporter toujours ces troubles au diabète.

On a encore noté d'autres troubles auditifs, moins importants, tels que des bourdonnements d'oreilles continus ou intermittents, qui s'expliquent par l'état cachectique du sujet.

TROUBLES DU GOUT

Les auteurs ne rapportent aucun cas d'altération du goût, sauf Jordao ; son malade que nous avons cité à propos des troubles de l'audition, offrait l'exemple d'une diminution sensible du goût ; il ne sentait même plus le poivre. On a signalé à la vérité, le goût sucré, mais cela ne dépend pas d'un tronble *nerveux* ; la salive qui est elle-même sucrée, en est la cause.

TROUBLES DE L'ODORAT

Rien à noter, sauf un exemple tiré de Jordao et pris sur le malade dont il a déjà été question : il y avait, paraît-il, diminution considérable de l'odorat. S'il nous était permis de porter un jugement d'après le petit nombre de malades que nous avons pu observer, nous aurions de la tendance à croire ces troubles plus fréquents qu'on ne le pense généralement car l'odorat nous a paru perverti et sans que les malades s'en doutassent, dans la moitié des cas où nous l'avons recherché.

TROUBLES CÉRÉBRAUX

Les accidents cérébraux ne sont pas très rares dans le cours du diabète. C'est ainsi que sur 150 observations rapportées par Marchal de Calvi nous constatons 24 fois des troubles du côté du système nerveux central. Sur 40 observations qu'il a recueillies Leudet a trouvé des accidents cérébraux chez 13 malades (Leudet, Clinique de l'Hôtel-Dieu de Rouen, 1874).

Les facultés affectives sont généralement atteintes chez les diabétiques. On les voit souvent tristes, mélancoliques, abattus, irritables. Il n'est pas rare en effet de voir leur caractère devenir plus mauvais. C'est ce qui c'est passé pour le malade dont nous rapportons l'histoire, de son propre aveu, tandis qu'autrefois, il avait avec tout le monde d'excellents rapports, personne aujourd'hui ne peut vivre avec lui, la moindre chose le fâche; déjà deux fois il a changé d'hôpital sans motif, il le reconnaît lui-même. Enfin il a remarqué en lui, dit-il, un changement manifeste.

Mais faut-il chercher là un caractère pathologique, je ne le pense pas, car outre que l'anémie favorise considérablement cette mélancolie irritable, il est évident, c'est l'opinion de Bouchardat, que le désœuvrement, l'impuissance virile et enfin l'effroi causé par une maladie aussi grave que le diabète doivent rendre les malheureux qui en sont atteint tristes, abattus et c'est plutôt dans le contraire, s'il avait lieu, qu'il faudrait voir, il me semble, un dérangement des facultés intellectuelles.

Comme l'a fait remarquer Bouchardat, la mémoire est presque toujours affaiblie chez les diabétiques. La plupart ont de l'inaptitude au travail intellectuel, l'intelligence est plus paresseuse et le malade doit faire des efforts pour se livrer à une étude qui était naguère pour lui une distraction. Ordinairement tout se borne là et Durand-Fardel a bien raison de ne pas admettre l'opinion des auteurs du Compendium de médecine pratique quand ils prétendent que : « L'aliénation mentale, l'idiotisme, viennent parfois mettre le comble à l'horreur d'un état que les malheureux diabétiques, ainsi que l'a observé deux fois l'un de nous, cherchent souvent à terminer par le suicide », évidemment ce sont là des faits qui ne doivent pas entrer dans la symptomatologie du diabète.

Presque tous les malades se plaignent d'avoir la tête lourde et beaucoup, avec cette incommodité qui est continue, ressentent par intervalles de violentes douleurs de tête partant tantôt de la région frontale, naissant plus souvent dans la région occipitale pour s'irradier ensuite dans diverses directions.

Il est assez commun d'observer de l'insomnie chez les diabétiques, la plupart ne dorment que quelques heures et leur sommeil est constamment troublé par des rêves et des cauchemars ; ils se plaignent d'entendre tout ce qui se passe autour d'eux, le moindre bruit les réveille. Cette absence de repos paraît pouvoir être rattachée à plusieurs causes parmi lesquelles il convient de placer au premier rang, le besoin fréquent d'uriner ; il est évident, pour choisir un exemple frappant, mais difficile à admettre, que la jeune religieuse dont Lecorché cite le cas, et qui rendait près de

100 litres d'urine par 24 heures ne pouvait guère se livrer au sommeil. On trouve encore dans l'anémie profonde des diabétiques une raison suffisante de leur manque de repos.

Cette insomnie contraste étrangement avec l'état de somnolence dans lequel sont souvent plongés les glucosuriques, c'est encore là un phénomène que l'on rencontre fréquemment chez les anémiques. Comme chez ces derniers aussi il est accompagné de vertiges, d'étourdissements si accentués parfois que la marche devient impossible.

Ces phénomènes consistant en vertiges, étourdissements s'améliorent en général par le régime diabétique.

Il n'en est pas de même d'un autre ordre de faits qui correspondant à des altérations du système nerveux plus profondes laissent après eux des désordres le plus souvent irréparables. Je veux parler des complications céréb ro-spinales dues aux altérations vasculaires. Plusieurs auteurs nous rapportent (Seegen) des exemples d'hémorrhagies cérébrales accompagnés ou non d'apoplexie, d'hemiplégie, de paralysies diverses. En passant en revue les troubles de la motricité, nous avons noté plusieurs de ces cas là.

Ogle parle d'un diabétique qui au bout de trois ans présenta tous les symptômes d'un ramollissement dont il mourut. A l'autopsie on constata les lésions caractéristiques du ramollissement et sur les artères cérébrales des altérations de nature athéromateuse qui en avaient amené le rétrécissement, et, Buerchaper (1) de son côté, observa trois diabé-

---

1. Seegen. Ogle, Buerchaper in Lecorché. Traité du diabète, 1877.

tiques morts subitement en présentant tous les symptômes d'une affection cérébrale.

L'on observe enfin chez les diabétiques des troubles cé-rébraux très variés, d'aspect protéiforme, consistant tantôt en accès de dyspnée, tantôt en délire, troubles de la marche, convulsions partielles, générales, etc.

Nous avons indiqué dans le chapitre consacré à la pathogénie comment on pouvait se rendre compte de leur extrême multiplicité. Nous rapportons ici quelques-uns des faits qui, parmi ceux que nous avons trouvés dans les divers auteurs, nous ont paru intéressants.

OBSERVATION PERSONNELLE.

Diabète héréditaire. — Œdème. — Quelques accidents cérébraux.

Le 10 *décembre* 1880 est entré à l'hôpital Necker, service de M. Blachez, le nommé Muttrère Arthur, âgé de 25 ans, né à Strasbourg, journalier.

Antécédents héréditaires. — Père rhumatisant, il était atteint du diabète depuis douze ans, quand il est mort subitement à l'âge de 50 ans.

A l'autopsie on a constaté, me dit le malade, la présence de l'œdème cérébral. La mère, également rhumatisante, était atteinte d'incontinence d'urine, elle a eu dix enfants, sur lesquels 5 se portent bien, 3 sont morts on ne sait de quelle maladie. Le premier a succombé à l'âge de 26 ans, des suites du diabète dont il était atteint depuis trois ans, et enfin le dixième fait le sujet de notre observation.

Antécédents personnels.—Muttrère n'avait jamais éprouvé la moindre indisposition, était très fort, mangeait bien, a toujours eu appétit exagéré. La maladie actuelle a débuté il y a 4 ans. En 1876 Muttrère s'aperçut que le travail le fatiguait plus que d'habitude, ne pouvait plus dormir ; survint en même temps, affaiblissement de la vue, céphalalgie, mal dans les reins, saignement des gencives. Tous ces divers troubles étaient intermittents et s'accompagnaient presque immédiatement, d'une faim considérable, puis d'une grande soif qui augmenta progressivement, le malade buvait jusqu'à 18 litres par jour, la quantité d'urine rendue augmentait en conséquence et en même temps, amaigrissement progressif.

Vers 1877, furoncles dans la région du cou, vives démangeaisons aux mains dont la peau s'enleva par plaques.

Le 26 *janvier* 1880. — Le malade entre à l'hôpital Beaujeon (service de M. Féréol)... A cette époque, ne pouvait plus marcher, avait de l'œdème généralisé, la tête et les reins lui faisaient plus de mal que jamais, la vue était plus troublée, l'appétit était diminué, soif vive, mouvement fébrile le soir, diarrhée, rend 18 litres d'urines, et 950 grammes de sucre dans les 24 heures.

On le soumet au régime diabétique, pain de gluten, viande grillée, pas de féculents, tisane de valeriane, vin, rhum, arsenic.

Sous l'influence de ce traitement au bout de deux mois amélioration évidente, la quantité d'urine rendue dans les 24 heures n'est plus que de 7 litres, sucre 300 grammes. L'œdème disparaît, s'accompagne de l'amélioration des autres symptômes. Un peu plus tard encore les forces reviennent, quantité d'urines 6 litres, sucre 70 grammes. Se trouvant beaucoup mieux le malade demande à sortir, et va reprendre son travail qu'il est obligé de suspendre au bout de huit jours ; toutefois reste chez lui pendant deux mois, puis entre à l'hôpital Laënnec (service de M. Ferrand mois de novembre). On le met de nouveau au régime diabétique. 1 kilo de viande grillée, 4 œufs, pain de gluten, vin et rhum. L'amélioration se fait attendre puis, le malade devenu irritable s'impatiente demande à partir.

Le 10 *décembre*. — Entre à Necker service de M. Blachez. Voici dans quel état il se trouve : Facies fatigué, amaigri, appétit considérable, soif vive, la digestion est assez facile, selles normales. Les urines sont pâles, mousseuses, abondantes 10 litres, renferment 58 grammes, de sucre par litre, pas d'albumine.

Respiration très gênée après le repas.

Fonctions génésiques complétement abolies depuis 8 mois environ.

Fonctions cérébrales. — Le malade est mélancolique, a remarqué grand changement dans son caractère, il n'est jamais content de ce qu'on lui donne, voudrait tous les jours changer de place, de lit, se plaint d'avoir perdu la mémoire, son intelligence est paresseuse. In-somnie, ne dort, dit-il, qu'une heure pendant laquelle il est assailli par des rêves et des cauchemars, il entend d'ailleurs tout ce qui se fait dans la salle.

Tête lourde, et tous les huit jours environ ressent de violentes douleurs lancinantes, qui naissant au niveau des tempes s'irradient ensuite dans diverses directions, surviennent ordinairement le soir vers cinq ou six heures, durent une heure, puis se calment pour revenir au bout d'un quart d'heure. Quand le malade se lève le lendemain est très fatigué toute la journée. Accuse toutes les fois qu'il se baisse, la sensation d'un liquide qui gagnerait les parties déclives de la tête.

La vue est toujours légèrement troublée. Le malade ne voit les ob-jets qu'à travers un nuage. Il accuse également une diminution très sensible de l'ouïe, survenue depuis le commencement de sa maladie.

Coryza chronique intense avec abolition de l'olfaction. Epistaxis répétés deux ou trois fois par mois.

OBSERVATION DE M. LEUDET

Une femme de 32 ans fut atteinte au sixième mois d'une grossesse, d'une perte de la vue de l'œil gauche sans aucun phénomène paraly-tique dans les membres. Peu de temps après l'invasion de troubles de la vue, elle éprouve une soif vive qui lui fait boire six à huit litres de liquide par jour ; cette soif persiste ainsi que la perte de la vue qui coïncide avec des maux de tête, des vomissements. Sept mois et demi après cet accident, symptômes comateux débutant brusquement et sé dissipant graduellement au bout d'un jour. On constate alors une paralysie des troisième et cinquième paires crâniennes, avec un peu de ramollissement de la cornée du même côté ; anesthésie faciale cutanée à gauche de la muqueuse nasale et de la moitié gauche de la langue. Soif vive qui n'a cessé depuis qu'elle a succédé aux premiers troubles de la vue et signes généraux du diabète. On constate la présence du sucre dans l'urine au moyen de la potasse et de la liqueur de Barreswil. Traitement par l'iodure de potassium à l'intérieur : sous l'influence de ce traitement diminution de la paralysie des troisième et cinquième paires et du diabète qui n'existe plus le 20, puis aggravation de la kératite, fonte de l'œil, la paralysie de la face disparaît. Rechute au bout de cinq mois ; nouveaux accidents comateux sans retour du diabète.

Les observations suvantes sont prises dans l'ouvrage de M. Marchal de Calvi.

Observation XCIII. Fait de M. Lecadre.

Diabète et paralysie aiguë ; asphysie ; mort.

X..., diabétique, est pris d'une vive douleur dans le cou, douleur qui ne tarde pas à s'étendre tout le long du rachis et qui est suivie d'une immobilité complète.

Les organes thoraciques participent bientôt à cet état de paralysie générale, les poumons s'embarrassent et la mort arrive par cessation de l'acte respiratoire.

Page 147 XXXV

Fait de M. Huchenmeister.

Homme nerveux alcoolique. Antécédents goutteux, le 2 et 30 mai 1853 attaques apoplectiformes avec perte momentanée de la connaissance sans paralysie. La langue seule paraissait avoir souffert, le malade avait quelque peine à parler distinctement pourtant il se rétablit en juillet. Furoncles qui font découvrir le diabète; mort quelques jours après. En allant aux renseignements on apprit que depuis 1849 l'urine moussait facilement. *Pas d'odeur urineuse*; dans ces derniers temps les urines abondantes, quelques années auparavant, avaient diminué; tubercules certifiés dans le poumon droit. Reins farcis de kystes.

173 Fait de M. le Bret. XCVIII.

M. de C..., 60 ans, bilioso-nerveux, ancien militaire, avait joui d'une excellente santé jusqu'au mois de décembre 1852, où des vomissements répétés, s'accompagnant d'un trouble notable de la vision et d'une difficulté prononcée de la locomotion, attirèrent l'attention de son médecin. Ces vomissements étaient précédés de sifflements dans les oreilles et de vertiges. Le malade raconte qu'à la première invasion des accidents, il vit tout à coup, sans cause appréciable, les objets et l'appartement où il était assis tourner rapidement; du reste on ne constatait alors ni fièvre, ni céphalalgie, ni douleur en aucun point du crâne ou du rachis. La diète, le séjour au lit, des sinapismes promenés sur les membres pelviens, des laxatifs doux furent prescrits. Au bout de quelques jours. M. de C. put se lever; mais le défaut de coordination des mouvements particulièrement dans la marche était notable et la vue se troublait facilement.

Peu à peu M. de C. recouvre l'usage de ses jambes; toutefois il s'abstint pendant assez longtemps de sortir dans la rue parce que le mouvement des passants et des voitures l'inquiétait et le fatiguait. On eut alors à surmonter une constipation opiniâtre. Les selles provoquées par des purgatifs, étaient suivies de soulagement; un régime nourrissant dont les excitants étaient exclus, fut adopté et on administra aussi quelques antispasmodiques. M. de C. repoussa tout exutoire autre qu'un vésicatoire au bras.

A son arrivée à Bolaruc, le 15 août 1853, il peut faire des courses assez longues ; il n'est plus incommodé des mouvements des rues, et il voit assez bien quoique sa vue soit plus faible qu'autrefois. Très amaigri, tourmenté par la constipation, il a la peau d'un jaune terreux ; il fléchit quelquefois sur les jambes et la perte de sa bonne santé l'affecte beaucoup.

Il m'est adressé comme atteint d'une maladie cérébrale.

Frappé de l'irrégularité des symptômes et de leur marche, j'ai recours à l'examen des urines ; elles sont acides, chauffées avec la potasse, elles prennent une teinte foncée de caramel. La liqueur cupropotassique y détermine une réduction considérable d'oxydule de cuivre ; il ne reste pas de doutes sur la réalité d'un diabète sucré auquel se rattachent tous les accidents dont il a été question.

Prescription. — Chaque matin, un bain d'une heure à cinq quarts d'heure à 35°, tous les deux jours de six à huit verres de la source, à jeun, le matin, de manière à provoquer deux à trois selles abondantes ; régime sévère, borné autant que possible à la viande, exempt de pain, de fruits et de légumes amylacés.

M. de C., suit à peu près exactement le régime ordonné et prend régulièrement les bains et la boisson, suivant le mode indiqué pendant douze jours à deux reprises ; pendant la durée de ce traitement, les urines sont examinées. La quantité de sucre diminue sensiblement et devient presque nulle. Mais le malade s'ennuie du régime que je lui ai imposé et quitte l'établissement, toutefois l'amélioration est évidente : M. de C., marche maintenant sans canne et assure avoir recouvré la vue pleinement ; il a repris de l'embonpoint ; ses forces se relèvent ; la peau du visage se colore. Il est regrettable que ce malade dont le caractère est devenu plus gai ne persiste pas dans l'usage des eaux.

J'ai appris en 1854 que la santé de M. de C. s'était soutenue. L'épidémie l'empêche de revenir à Balaruc comme il en avait l'intention.

COMA DIABÉTIQUE

Mais les troubles sensoriels intellectuels et moteurs ne sont pas les seules manifestations nerveuses qui surviennent dans le cours du diabète. Il en est encore une autre, dont l'existence, heureusement très rare, doit être cependant connue des praticiens : nous voulons parler du coma diabétique.

Il appartient aux périodes avancées de la maladie et s'annonce par un état de malaise général, de la dypnée jointe à de violentes douleurs aux hypochondres et à l'épigastre, des symptômes de parésie cardiaque, un abaissement considérable de la température puis, par un coma profond dont la terminaison est toujours fatale.

Cet accident aussi terrible par sa brusquerie que par l'intensité de ses symptômes, ne semble pas cependant avoir attiré beaucoup l'attention des auteurs français. Il en fut tout autrement en Angleterre. Dès 1824 on le voit signalé par Prout (Recherches sur quelques cas de diabète). Mais les auteurs anglais ne signalent que quelques traits du tableau clinique ; on n'avait pas expliqué la pathogénie du coma ; je dirai plus : on ne l'avait pas même recherchée ; ce rôle était réservé aux auteurs allemands : certes, on ne doit pas leur attribuer la priorité, mais c'est à eux qu'on doit la description clinique du coma et sa pathogénie. Avant d'aborder l'étude du coma, nous allons rapporter quelques observations à l'appui de notre future description dont les principaux points pourront être ainsi prédits d'avance.

En 1854 (Dutch fit paraître dans les *memorabilien für practichem artze*) l'observation suivante :

Il s'agit d'une jeune fille âgée de 15 ans, diabétique, dont les an-técédents n'offrent rien de particulier. Sa santé a toujours été bonne avant sa maladie. Pendant le cours de celle-ci la malade fait une imprudence. Peu après elle ressent du malaise. Son appétit se perd ; sa soif augmente : elle commence à ressentir un peu de dyspnée.

Le 2 janvier. — Ces phénomènes s'aggravent.

Le 3 janvier. — Agitation extrême : dyspnée très intense, respiration bruyante; mais pas de signes sthétoscopiques, sauf un retentissement anormal de la respiration. La malade se plaint de son hypochondre droit. Pouls très petit, froideur des extrémités.

4 janvier. — La malade tombe dans un état soporeux, dont on ne peut plus la tirer. La respiration d'abord très bruyante, s'affaisse de plus en plus. Pouls très petit, très fréquent, misérable. Il devient de plus en plus insensible. Mort à 11 heures du soir.

OBSERVATION I (Kussmaul)

Femme de 35 ans, forte, solide, très active ; mère de plusieurs enfants bien portants ; n'a jamais eu de maladies antérieures, sauf un abaissement de l'utérus pour lequel elle s'est fait traiter. Santé générale excellente avant l'éclosion du diabète ; la malade était entourée des meilleures conditions morales et hygiéniques, quand tout à coup pendant l'été de l'année 1872 apparaît une soif ardente ; la patiente se plaint d'une grande faiblesse. Aussitôt qu'elle monte un escalier, qu'elle marche un peu rapidement elle est essouflée. Vers la fin de décembre de la même année, l'examen des urines fait constater le diabète.

Elle avait remarquablement maigri pendant l'hiver, mais au commencement de l'année de 1873, elle reprend : la faiblesse et la maigreur disparaissent et elle recouvre de l'embonpoint.

16 *mai* 1873. — Elle fait une promenade qui dure deux heures, et d'où elle revient très fatiguée.

17 *et* 18 *mai*. — On remarque que la malade se plaint plus qu'à l'ordinaire.

Dans la nuit du 18 au 19 elle s'endort d'un bon sommeil, puis tout à coup elle se réveille en sursaut. Angoisse inexprimable, dyspnée extrême. Elle se plaint d'une violente douleur à l'hypochondre, et se sent très mal. Son état paraît si alarmant, que son entourage fait prier le médecin de la maison, M. Kussmaul, de venir constater son état. Quand il arriva à 11 heures du matin, il la trouva couchée dans son lit, en proie à une agitation extrême, se tournant, se retournant sans cesse, elle l'appela à son secours avec l'angoisse d'une agonisante. Facies très pale ; tout son corps donne une sensation de froid. Pouls petit, dépressible. Respiration très fréquente, très bruyante ; mouvements respiratoires très étendus. A de puissantes inspirations costo abdominales dans lesquelles tous les muscles inspirateurs sont en jeu, font suite des expirations très profondes.

L'élargissement de la cavité thoracique se fait dans tous ses diamètres. La malade se plaint de grande constriction ; de douleurs à l'hypogastre. Elle me fait remarquer qu'elle attend ses règles. Le ventre est mou, dépressible ; on peut tâter dans toutes les directions sans rien trouver d'anomal. Bruits du cœur faibles. Respiration éclatante, tous les caractères d'une respiration puérile ; cependant pas de râles sibilants, ni ronflants ; rien de morbide, sauf l'intensité et la fréquence de la respiration.

Pas de craquements, pas de retentissement de la voix au sommet.

Rien non plus à la percussion.

Soif ardente. La malade boit une grande quantité d'eau mêlée tantôt à du vin, tantôt à de l'eau de Vichy. Elle remarque qu'elle urine beaucoup. On fait l'examen chimique des urines : odeur anlaogue au chloroforme : présence de l'acétone ; présence du sucre en grande quantité ; mais l'albumine fait complètement défaut.

On ordonne des bains de siège dans de l'eau tiède. Sinapismes sur tout le thorax, couvertures bien chaudes sur l'abdomen, injections de morphine.

Tout cela ne semble pas produire le moindre effet.

« Il n'y avait pas de doute possible, dit Kusmaul, sur le danger mortel que courait la malade ; il n'était pas douteux non plus pour moi, que le mauvais état général tenait au diabète ; mais quel était son mécanisme ? Il me vint à l'idée que ce pourrait bien être une altération dans la crase sanguine, aidée par l'excitabilité anormale du système nerveux et par la congestion prémonitoire des règles. »

Je résolus de pratiquer la transfusion du sang. Le docteur Czerni la commença à midi. Une jeune et forte domestique nous fournit le sang nécessaire. On pratiqua une ouverture à la veine médiane du bras gauche. Il en sortit un sang épais, d'un brun rougeâtre avec une lenteur considérable, il se forma aussitôt un caillot spongieux. On tira de ce bras 400 grammes de sang Nous tirâmes de l'autre bras à peu près 150 grammes d'une sérosité blanchâtre semblable à du lait et renfermant quantité de petits corpuscules blanchâtres. Il coulait avec la lenteur d'un sirop : « On lui injecta la première fois 60 grammes de sang oxygéné et défibriné. A la demande. « Comment vous portezvous ». « Pas de soulagement » répondit-elle. Mais après une deuxième injection de 60 grammes, elle nous dit qu'elle allait mieux, la douleur à l'hypogastre et à l'hypochondre commença à diminuer. On lui injecta en tout, sept fois 60 gammes. La patiente se sentit mieux ; son pouls se releva ; mais le nombre des pulsations était encore très considérable, 130. Pas de changement appréciable dans la respiration. Elle était très fréquente, 36 Les excursions respiratoires étaient toujours très grandes. Dans la nuit du 19 au 20, l'asyostlie et la dyspnée augmentent, une injection de morphine n'apporte aucun soulagement.

Le 20 mai je trouve la malade très mal. Elle se plaint de contraction, de douleur à l'hypochondre, son aspect extérieur est pâle, cyanosé, respiration de 36 à 70. Tous les muscles inspirateurs et expiratrateurs sont en action. Pouls petit, fréquent 140. Tête et ventre donnant une sensation de moiteur. Comme auparavant on n'entend aucun râle, aucun bruit anormal dans la poitrine. A midi la malade dit adieu à ses enfants ; peu après elle tombe dans le coma, sa respiration s'efface peu à peu, et elle meurt à 9 heures du soir.

Le 21, après dîner, nous faisons l'autopsie moi et le professeur Czerni.

Poumons œdématiés, plèvre un peu poisseuse, la sérosité est surtout accumulée en bas. On aperçut à la surface des poumons une vingtaine de petits infarctus, quelques-uns récents, mais le plus grand nombre anciens et presque cicatrisés et déjà indurés, le tissu cellulaire sous-pleural et œdématié rempli d'une sérosité laiteuse ; il en est à peu près de même du tissu interlobulaire. Sur la plèvre viscérale ecchymoses miliaires, cœur flasque, couvert de la pointe à la base, d'îlôts graisseux. Myocarde d'un rouge brun, flasque, dépressible, facile à déchirer ; dans l'intérieur du cœur quelques caillots ; présence d'un sang épais. Péricarde renfermant un peu de sérum.

Foie gros et graisseux.

Rate molle, hypertrophiée.

Reins presque normaux, un peu pâles et d'aspect jaunâtre sur la substance corticale ; pancréas un peu atrophié.

Ovaire renferme un kyste gros comme une noisette et un corpuslutéum gros comme un pois.

Voûte du crâne épaisse, difficile à briser ; pie-mère œdématiée, facile à décortiquer, substance cérébrale à peu près normale, résistance dans les vaisseaux ; quantité de sang à peu près normale, un peu de sérosité dans les ventricules : rien sur la moelle allongée.

Examen du sang. — L'opacité du sérum disparaît quand on le mêle à l'éther. On aperçoit au microscope quantité de petites granulations jaunâtres du volume d'un grain d'amidon. Nous avons affaire à une lypémie déjà rencontrée chez les diabétiques par Virchow et Griesenger. Cette lypémie explique très bien la présence d'embolies pulmonaires. D'ailleurs pas de varices, pas d'altération locale des vaisseaux pulmonaires. Faut-il expliquer la dyspnée par ces embolus ? Non, car d'abord ils sont trop petits ; puis pour la plupart ils remontent à une date déjà ancienne.

Observation II

Jeune ouvrière employée dans une fabrique : âgée de 16 ans. Parents pauvres, mais bien portants. Elle est l'ainée de six enfants dont un est mort du croup à 4 ans, les quatre autres sont encore vivants. Elle a toujours été maigre. Pas d'autres maladies sauf la rougeole. Le diabète a commencé à la fin de 1871. Elle remarque alors une faiblesse anormale dans ses bras, faiblesse qui la force à abandonner son travail.

Au commencement de 1872 elle vient se faire soigner à l'hôpital pour une diarrhée s'accompagnant de fièvre, guérison en quelques jours. En août de la même année, nouvelle diarrhée qui interrompt son travail. En février 1873, le dévoiement reparaît de nouveau. Elle vient à l'hôpital : guérison rapide avec le laudanum. On s'aperçoit pendant son séjour que la malade est atteinte de polyurie.

La malade est peu intelligente ; on est obligé de lui répéter plusieurs fois les mêmes questions pour en obtenir une réponse : on apprend qu'elle a depuis quelque temps de la polyurie et une soif ardente.

La malade est un peu au dessus de la taille moyenne. Squelette grêle ; musculature peu développée : figure pâle, mais se colorant à la moindre émotion, thorax étroit, mais respiration normale, peau sèche, flasque. Langue sale, sèche ; selles régulières. Pouls petit mais normal ; la malade n'est pas réglée.

Traitement par la glycérine ; celui-ci semble bien moins réussir que la diète animalisée pure.

Fatiguée par ce régime la malade quitte la Clinique pour rentrer le 3 janvier 1874 dans un état pitoyable. Elle est très maigre, très faible ; pas d'appétit. Température maxima du soir 38°,5. Elle se plaint d'une oppression très pénible et ne veut plus quitter le lit : on constate tous les signes d'une induration au sommet, quelques craquements se font entendre dans cette région. Toux ; soif ardente ; urines sucrées très abondantes répandant une odeur de chloroforme.

7 janvier. — La malade se sent très faible ne prend aucune nourriture ; boit beaucoup, hypochondres et hanches douleureuses, respiration anxieuse, très fréquente, très bruyante, très étendue et cependant les signes sthétoscopiques manquent, sauf au sommet.

8 janvier. — La malade est assoupie, respiration très ample. Tous les muscles respirateurs entrent en jeu. Pause après chaque expiration. Pas de gonflement dans les veines du cou. Figure blafarde. Pouls radial petit ; très fréquent, 130. Extrémités du corps très froides, 35°,5. Rien d'anormal dans les poumons sauf au sommet. La vessie est fortement dilatée ; on en tire par le cathétérisme trois litres d'urine.

On essaye de la transfusion comme dans le premier cas et avec aussi peu de succès : le sang de la patiente est brunâtre ; poisseux ; s'écoule avec la lenteur d'un sirop. Cependant la transfusion a ranimé le pouls, la face et le corps sont moins froids ; mais la respiration est toujours anxieuse et très fréquente. Mort dans le coma complet à 9 heures du soir.

Autopsie. — Pas de changements notables dans les deux poumons : ils n'ont augmenté ni en poids ni en volume. Présence de tubercules au sommet des deux poumons : on y constate même des cavernes mais pas de généralisation aux autres parties.

Cerveau intact ; sa substance est un peu œdématiée, mais résistante. Rien d'anormal dans la moelle allongée sauf un peu de congestion.

Cœur brun, rougeâtre, contenant un peu de sang poisseux.

Reins normaux sauf un peu de congestion.

Le tube digestif (estomac, intestin) porte des traces d'inflammation.

Ainsi pas de généralisation des tubercules, pouvant expliquer la mort par la granulie, pas d'altérations du rein pouvant faire penser à un trouble urémique.

OBSERVATION III

Jeune homme de 17 ans ; garçon d'hôtel, solide, vigoureux ; pas de maladies antérieures. En décembre 1873 faiblesse extraordinaire qui le force à abandonner son travail et à retourner chez lui. Soif incessante ; amaigrissement rapide, polyurie ; somnolence ; on constate le diabète par l'examen des urines. Sous l'influence du régine anti-diabétique il reprend rapidement. Le 2 mars il va voir Kusmaul ; celui-ci s'aperçoit qu'il est fatigué, haletant, sa respiration est bruyante puis il retourne chez lui.

Le 3 *mars*. — Bonne nuit ; mais il a toujours de la dyspnée ; pas d'appétit ; somnolence. Il se plaint de faiblesse, de malaise. Urines claires sucrées ; densité 1022. Purgatif ; on conseille au malade d'aller prendre le frais, il va au jardin, s'assied sur un banc et s'y endort, presqu'aussitôt on le rapporte à son lit ; à 3 heures son état s'est changé d'une façon alarmante ; grandes douleurs à l'hypochondre anxiété extrême ; il s'agite, se tourne, se retourne dans son lit. Kusmaul le trouve à 6 heures du soir très anxieux ; la dyspnée est extrême ; le pouls est très petit. Le corps tout entier donne une sensation de froid. Rien à l'auscultation ni à la percussion. Inspirations d'oxigène pur.

A 10 heures, coma ; respiration stertoreuse étroitesse des pupilles ; pâleur ; pouls imperceptible ; déglutition difficile, comme s'il y avait parésie de l'œsophage. Mort à 4 heures du matin.

Autopsie. — Les deux poumons n'ont pas notablement changé de volume, ils sont blancs rosés avec de petits points noirs sur la plèvre viscérale. Les parties supérieures et antérieures sont sèches, les parties inférieures et postérieures un peu œdématiées par une sérosité rougeâtre. Pas de trace d'inflammation ni de mucosité dans les bronches.

Cœur exsangue un peu brunâtre : quelques ecchymoses sur la séreuse du péricarde. Estomac altéré, injecté ; grande quantité de mucosités. Pas d'épaississement de la tunique musculaire. Intestins un peu enflammés aussi.

Pancréas atrophié.

Foie petit, brunâtre ; il s'échappe à la coupe un sang gras et très épais. Rate normale, un peu d'hypermégalie.

Reins à peu près sains ; rein droit exsangue, rein gauche un peu injecté.

Péritoine un peu glutineux.

Pie-mère injectée, glutineuse à la voûte, mais à la base presque pas d'hypérémie.

Substance cérébrale résistante, pas d'œdème ou de congestion.

Moelle allongée, même aspect.

Sang glutineux, épais comme dans les cas précédents.

Chez ce malade on ne rencontre aucune lésion pulmonaire pouvant expliquer la dyspnée, ce cas est très précieux à ce point de vue : le cerveau ne présente pas d'altérations, la pie-mère ne montre qu'un peu d'injection et de dépoli ; elles ne suffisent pas à elles seules pour expliquer le tableau clinique ; mais ce qu'on rencontre très nettement c'est l'état graisseux du sang, pareil à celui qu'on rencontre dans les maladies générales très graves.

OBSERVATION

Communiquée par M. Lancereaux, médecin de la Pitié.

Pincon Désiré. Age : 20 ans ; profession : tisserand (Loir-et-Cher). Entré le 8 juin 1880. Décédé le 29 juin 1880, à 7 h. 1/2 du soir. Pas d'antécédents héréditaires.

Antécédents personnels :

Il a eu des convulsions dans son enfance. Sujet aux entozoaires. Fièvres intermittentes à 13 et à 18 ans. Depuis l'âge de 13 ans, époque de sa première intoxication palustre, il éprouve des douleurs névralgiques dans la partie supérieure de la face.

Le malade n'a jamais été gras, il reconnaît cependant avoir un peu maigri.

La maladie actuelle a débuté il y a six à sept mois, coliques légères au début qui n'ont pas reparu depuis.

Très grande soif depuis six à sept mois, avec des alternatives d'augmentation et de diminution. Pas de dépravation de l'appétit. Pas de boulimie, à ce que dit le malade.

Il digère bien ce qu'il mange et n'éprouve pas de dégoût pour certains aliments.

Les forces du malade ont beaucoup diminué depuis environ trois semaines, après le début de la polydipsie le malade était forcé de s'arrêter au milieu de son travail et finissait sa journée deux heures avant les autres ouvriers. La gaîté habituelle a tout à fait disparu. Le malade prétend avoir conservé toute sa mémoire. Il n'a jamais éprouvé de besoin génésique. Les gencives saignent souvent à la moindre succion exercée par la langue. Salive écumeuse très diminuée.

Le malade urine beaucoup, environ quatre litres par jour, la quantité est plus abondante le soir. Le malade a goûté de son urine qu'il a trouvée tantôt sucrée, tantôt sans saveur.

10 juin. — Urine acide. D. 1040.

Le pharmacien constate 55 grammes de sucre par litre, ce qui pour quatre litres en vingt-quatre heures fait 220 grammes. Pas d'albumine.

Salive acide peu abondante.

On donne au malade 4 pilules de quinquina.

23. — Épistaxis ce matin, faiblesse dans les jambes, on donne au malade deux pots de quassia amara et de la pancréatine.

25. — Régime lacté.

27. — Le malade est sorti une journée avec son oncle, il a été très gai et est rentré content à l'hôpital une heure avant le temps de sa permission. Rien d'anormal dans sa manière d'être, cependant aujourd'hui il est un peu fatigué. Il croit avoir froid, se pelotonne dans son lit et ne se promène plus dans la salle.

28 juin. — Le malade a eu la fièvre hier à midi, frisson et claquement de dents vers deux heures de l'après midi, à la suite transpiration abondante qui a duré près d'une heure.

Le malade a vomi son lait cette nuit.

Ce matin, malaise général. Sensation de mouches volantes, extrémités froides, langue sèche, rouge à la pointe.

Gêne à la région de l'estomac.

Pas de point de côté. Rien à la respiration.

Pupilles dilatées. Battements de cœur. Pouls rapide, petit, régulier. On supprime le régime lacté.

29 juin. — Toute la nuit le malade ne fait que se plaindre, il dit qu'il souffre de tout le corps, mais surtout de la région préstomacale, il s'assied dans son lit disant qu'il étouffe, puis s'allonge, se roule d'un côté et d'autre en disant qu'il souffre énormément et qu'on va le laisser mourir.

Il boit de quatre à cinq pots de tisane et d'eau, n'urine que très peu et dit qu'il a une grande envie de pisser, que cela le gêne beaucoup.

Au matin le malade se plaignant toujours de son envie d'uriner, on le sonde. Les sondes molles ne peuvent passer, de quelque calibre qu'elles soient et sont arrêtées par un spasme du canal. Une sonde métallique peut passer après quelques instants de contact. On retire environ un demi litre d'urine qui sort, d'abord par un jet continu, et vers la fin par saccades qui correspondent aux mouvements de la respiration.

Le malade a eu la sensation de froid, il n'a presque pas dormi de la nuit. Douleurs très vives au creux de l'estomac.

Respiration très difficile, gémissante, se faisant par efforts, comme si le malade avait à pousser un bol fécal très dur.

Le diaphragme semble contracturé et la respiration est costo-supérieure.

La langue sèche, noirâtre au centre et sur les bords est rouge à la pointe.

Le malade a de la tendance à l'oublier hors de la bouche, elle n'est pas tremblante.

Le malade a des réponses embarrassées, coupées par des gémissements, son intelligence n'est pas aussi nette que les autres jours.

Pupilles égales, agrandies se contractant assez bien, sous l'influence de la lumière; le malade n'a pas de bourdonnement d'oreilles.

Température axillaire à 9 heures matin, 36,2.

Urine des 24 heures, 2 litres. La densité n'a pas été prise.

On remarque depuis cinq ou six jours, une odeur aldéhyde dans l'urine, et aussi à l'haleine du malade qui devient repoussante, à ce que dit la religieuse.

Le malade meurt à 7 heures 1/4 du soir en conservant jusqu'à la fin une grande partie de son intelligence.

Autopsie. — Tissu cellulo-adipeux, existe au niveau de l'abdomen. Muscles rouges et bien conservés.

Pas d'œdème.

Rigidité cadavérique 38 heures après la mort.

Péritoine : Léger exsudat sanguinolent un quart de verre environ dans chaque fosse illiaque.

Foie : Volumineux 1800 gr., quelques taches graisseuses à sa surface déjà en voie d'altération d'où difficulté de juger de ses propriétés.

Rate : Un peu volumineuse, légèrement pigmentée, 220 gr.

Rein : Volumineux, 140, calices et bassinets chargés. Substance corticale remarquable par une teinte légèrement jaunâtre.

Pancréas : Flasque, violacé, très mou, petit. Le canal pancréatique normal ne contient pas de calculs. Cet organe paraît altéré, mais la putréfaction ne permet pas de se prononcer d'une manière absolue.

Intestins : Ganglions mésentériques engorgés. Un peu d'injection de l'intestin grêle et du gros intestin.

Vessie : Légèrement hypertrophiée.

Poumon : Légers points ecchymotiques. Rien sur les plèvres.

Cœur : Large, flasque, graisseux. Cœur droit, caillot semi-cruoré, semi-fibrineux. Cœur gauche, sans liquide visqueux coloré.

Encéphale : Pie-mère rose, légèrement injectée, n'est pas du tout adhérente à la surface du cerveau.

Substance cérébrale ferme, léger piqueté. Hémorrhagie de la substance blanche. Pas d'autres lésions. Cervelet bulbe, protubérance, plancher du quatrième ventricule, absolument sain, et des artères cérébrales.

OBSERVATION PERSONNELLE

Diabète depuis un an. Dyspnée. Coma. Mort.

Le 18 décembre 1881 est entré à l'hôpital Cochin. service de M. Bucquoy, la nommée Deslandes, Clémentine, âgée de 31 ans, profession, lingère.

Bien qu'ayant toujours été maigre et chétive, Deslandes ne présente d'autres antécédents qu'une gastralgie.

La maladie a débuté vers le mois de janvier 1880, par les symptômes ordinaires du diabète. Soif intense, faim exagérée, polyurie, amaigrissement notable, puis la malade perd le sommeil, éprouve dans les mollets des crampes très douloureuses, particulièrement la nuit. Sept mois après le début de l'affection, ses règles se suppriment sans causes appréciables, depuis elles n'ont pas reparu.

A son entrée à l'hôpital, 18 décembre, on la trouve dans l'état suivant :
Facies pâle et maigre. Symptômes évidents de la tuberculose.

Appétit bien diminué, dégoût prononcé pour la viande. Soif ardente. Un peu de constipation. Urines abondantes et mousseuses. On constate la présence du sucre. Pas d'albumine. Deslandes paraît ennuyé quand on lui parle, se plaint d'avoir la tête lourde. Prétend avoir conservé la mémoire. Pas de troubles oculaires. Légers troubles de l'olfaction qui ne lui permet plus de distinguer l'eau du vin, etc.

Le 29 décembre à 9 heures du soir la malade est prise d'une attaque de gastralgie très violente, mais qui se calme dans la nuit.

Le 30 décembre soir, survient une grande agitation, la malade ne peut dormir de toute la nuit, se plaint de vives douleurs à l'estomac et à la tête, s'assied sur son lit, se lève, se couche, puis accusant dans tout le corps une sensation intolérable de chaleur, elle rejette ses couvertures. A cette période d'excitation succède bientôt une dyspnée qui survenant sous forme d'attaques, plonge la malade dans une angoisse inexprimable, c'est ainsi qu'au moment de la visite elle est prise d'un accès. Deslandes est assise sur son lit dans la position d'une personne saisie d'un accès d'asthme. Sa respiration est rapide et bruyante, et à l'auscultation on ne perçoit rien d'anormal. Le visage est pâle, la peau est froide, le pouls est rapide, filiforme, le thermomètre placé dans l'aisselle indique une température de 36°. Piqûre de morphine au bout d'environ un quart d'heure, la dyspnée fait place à de la somnolence qui s'accentue de plus en plus, la malade tombe dans le coma et meurt vers dix heures du soir.

L'autopsie n'a pu être faite.

Nous allons maintenant essayer de décrire le coma diabétique en nous servant des cinq observations que nous venons de rapporter et des travaux les plus récents publiés sur ce sujet.

Étiologie. — Quelquefois le coma diabétique survient sans causes apparentes. Ainsi dans l'observation numéro 2 il serait bien difficile de reconnaître une cause occasionnelle : mais le plus souvent, hâtons-nous de le dire, le coma survient après un excès, quelle qu'en soit la nature : ainsi dans les observations n° 1, n° 3, n° 5, le coma s'est déclaré à la suite d'une promenade fatiguante. On a signalé aussi les indigestions. Dans un certain nombre de cas enfin on a invoqué des causes morales : nous essayerons d'expliquer plus loin le vrai mécanisme du coma : abordons maintenant l'anatomie pathologique.

Ce qui frappe tout d'abord c'est l'altération profonde du sang ; au lieu d'avoir son aspect normal il est poisseux, très épais, les globules rouges sont en grande partie détruits. Cette altération du sang est importante à noter, car elle semble indiquer une intoxication aiguë.

Le cerveau, la moelle n'ont jamais présenté de lésions bien accusées, on retrouve comme dans diverses encéphalopathies, l'encéphalopathie saturnine, par exemple, un peu de congestion et encore celle-ci n'est pas constante.

Les poumons ne nous montrent aucune lésion pouvant expliquer la dyspnée terrible du coma diabétique ; dans le premier cas il y avait des embolies pulmonaires, mais elles ne se sont pas retrouvées dans les observations suivantes. D'ailleurs ces embolies étaient anciennes pour la plupart ; elles ne peuvent pas non plus avoir eu grande influence, vu leur petit volume, dans la deuxième observation on trouva des tubercules au sommet ; mais la lésion semblait chronique puisqu'il y avait des cavernes ; de plus pas de trace de généralisation secondaire des tubercules : pas de traces d'inflammation, pas même d'œdème concomitant. Dans l'observation numéro 3, dans celle de Dutch, dans l'observation de Lancereaux, pas de lésions appréciables sauf un peu d'œdème.

Un peu d'œdème dans les deux poumons, voilà à quoi se réduisent les lésions pulmonaires.

Les reins non plus n'ont pas présenté de lésions apparentes ; un peu d'injection, quelquefois un peu de tuméfaction avec teinte jaunâtre de la substance corticale et voilà tout ; pas la moindre trace de mal de Bright.

Symptomatologie. — Le coma diabétique passe par deux phases distinctes : la première période est marquée par de l'excitation, de la dyspnée, la seconde période par un coma profond.

Le malade commence à être mal à son aise ; il ressent une lassitude générale ; s'il avait de l'appétit, il se perd ; la soif augmente ; il éprouve un endolorissement général surtout marqué à l'épigastre et à l'hypochondre (Kusmaul). Il lui survient des maux de cœur souvent suivis de vomissements comme le fait remarquer Kusmaul. Il est pris d'une agitation, parfois d'une loquacité extraordinaire (*Bourneville et Le Teinturier. Progrès Médical*, 1875).

Puis à ce malaise général dont la durée est assez courte s'ajoutent d'autres phénomènes plus graves, la dyspnée et la parésie cardiaque.

La respiration est extrêmement gênée, le malade sent

qu'il étouffe, et pour combattre l'asphyxie, son thorax se dilate dans toutes les directions à la fois. Tous les muscles inspirateurs et expirateurs entrent en action. La respiration est extrêmement bruyante après chaque expiration, il est fréquent d'observer une pause. Lorsqu'on ausculte cependant, on ne trouve rien d'anormal, sauf un peu de retentissement de la voix, pas de râles sibilants ni ronflants, pas de craquements, pas de résonnances anormales. Tout montre qu'on n'a pas affaire à une lésion pulmonaire.

L'affaiblissement du cœur se révèle par des battements très faibles, quelquefois cependant les battements du cœur sont presque normaux : le pouls est petit, facile à déprimer, souvent imperceptible, toujours très fréquent, de 130 à 140 pulsations.

L'habitus du malade est digne d'observation : il est dans une agitation extrême, il se tourne et se retourne dans son lit, accuse vivement ses souffrances, réclame instamment un médecin, dit qu'on va le laisser mourir (2ᵉ et 5ᵉ observations) .Il se trouve très mal et sent d'une façon quelquefois très nette sa fin approcher.

Le facies des malades est pâle, quelquefois livide, et jamais cyanosé ; ce qui prouve bien que le malade ne meurt pas d'asphyxie. Ses extrémités sont froides, la température baisse rapidement, Kusmaul l'a vue descendre à 35 degrés.

Période comateuse. — La deuxième période est caractérisée comme tous les coma par la perte plus ou moins complète de toutes les fonctions de relation : le malade qui jusqu'alors avait gardé sa connaissance intacte tombe dans une somnolence dont on ne peut plus le tirer. Sa respiration d'abord très bruyante, s'efface de plus en plus : le pouls devient imperceptible et le malade meurt plus ou moins rapidement.

Pronostic. — La mort, en effet, est fatale dans le coma diabétique, tous les auteurs sont unanimes à signaler ce mode de terminaison, le pronostic est donc absolument mauvais et il n'y a aucun espoir à conserver sur l'heureuse issue de cette complication.

Diagnostic. — Il ne peut y avoir de difficulté que dans la première période, l'absence de signes stéthoscopiques élimineront toute maladie de l'appareil respiratoire, l'asystolie sera écartée grâce aux commémoratifs, le malade n'ayant pas présenté de maladie de cœur ; d'ailleurs le facies n'est pas celui de l'asystolie : il n'est nullement congestionné, mais, au contraire, très pâle, presqu'exsangue. Certains auteurs ont voulu confondre le coma diabétique avec l'encéphalopathie urémique, mais Kusmaul fait remarquer que la polyurie a continué dans la plupart des cas (sauf celui de Lancereaux). On ne retrouve pas d'albumine dans les urines : le type respiratoire ne serait pas non plus le même, suivant Kusmaul ; l'anatomie pathologique semble donner raison à l'auteur allemand, dans un grand nombre de cas on ne retrouve pas la moindre lésion rénale, il en était de même dans les observations que nous avons citées.

Diverses théories ont été émises pour expliquer ces troubles nerveux si imprévus et si rapidement graves, et tout d'abord on a pensé à l'urémie, nous venons de voir par ce qui précède que dans la majorité des cas cette opinion doit être écartée.

Kusmaul s'est demandé si, vu l'état des poumons envahis par des foyers tuberculeux, le coma diabétique ne serait pas de nature asphyxique, mais il fait remarquer aussitôt que les téguments pâles présentent une décoloration incompatible avec l'accumulation d'acide carbonique dans l'organisme.

Vogel a émis l'opinion que le sucre pourrait agir d'une manière indirecte en amenant la deshydratation des tissus ; l'épaississement du sang, la sécheresse des tissus sont en effet manifestes.

Néanmoins on considère généralement de nos jours le coma diabétique comme le résultat d'un véritable empoisonnement dû à l'accumulation dans le sang d'un principe toxique, l'acétone, formé au dépens du glucose.

Petters découvrit le premier que l'odeur que présente l'urine de certains diabétiques était due à la présence de l'acétone.

Kaulich démontra dans le sang du diabétique la présence de cette substance que l'on considère dès lors comme la cause de ces accidents terribles auxquels on donne le nom d'acétonémie.

Enfin Kusmaul recherche l'action de l'acétone sur les animaux et il résulte de ses expériences que cette substance injectée ou respiré produit chez les animaux des troubles respiratoires, circulatoires, calorifiques et nerveux semblables à ceux qu'il avait observés chez ses diabétiques, et il prétend pour expliquer ces accidents que l'acétone détruit les globules sanguins et favorise la coagulation du sang.

Telle est la théorie qui a joui de la plus grande faveur ; toutefois elle n'est pas complétement admise par tout le monde et Sénator doute que les expériences faites sur les animaux chez lesquels on injecte brutalement de l'acétone établissent que les choses se passent de la même manière chez l'homme.

Enfin plus récemment encore Schmitz (*Journal de clinique de Berlin* 1876, compte rendu dans *Revue des sciences médicales*, Tome VIII pag. 593) considère le coma diabétique comme le résultat presque constant de l'asystolie.

Sur 109 diabétiques qu'il a soignés, il a constaté 80 fois les signes physiques d'une insuffisance cardiaque, les signes subjectifs ont fait assez souvent défaut.

A l'appui de son dire, il cite l'histoire de deux malades qui tous deux étaient très fatigués par un long voyage :

Premier cas

M. M., âgé de 24 ans, santé antérieure très bonne ; n'y a jamais eu de cas de diabète dans sa famille. En avril 1872, il se fait au pied une blessure qui paraît avoir été très-longue et très douloureuse. Le malade a remarqué que depuis cette époque son état général s'est gâté. Il a maigri d'une façon notable ; sa faiblesse est très-grande ; il boit et urine beaucoup ; en août de la même année, constatation par l'examen des urines d'un diabète sucré.

« Le professeur *Kuhle* de Bonn m'envoie ce malade et je commence à le traiter le 25 juin 1873. État actuel : aspect très apathique, il faut renouveler plusieurs fois les questions pour obtenir une réponse. Il ne voit plus de l'œil gauche, à peine de l'œil droit (cataracte). Il se sent très faible : à peine peut-il faire deux pas de suite. La respiration est accélérée. Il dort beaucoup et très-profondément. Il se plaint de céphalalgie et de vertige. Son idéation est lente, pénible, les divers symptômes s'aggravent au moindre effort corporel, et diminuent par le repos. Soif ardente, mais presque pas d'appétit ; digestion très irrégulière tendance à la diarrhée. Peau sèche, flétrie. Peu de graisse, peu de muscles, langue sèche et sale; odeur fétide de l'haleine. Facies profondément anémique. Pouls très petit. Poids 105 livres allemandes. Le malade prétend avoir perdu plus de trente livres en quatre mois.

Examen physique. — Thorax un peu rétréci. Expiration un peu prolongée dans les fosses sus et sous-épineuses ; rien d'anormal cependant dans les poumons.

Battements du cœur faibles, à peine sensibles ; bruit dans les gros vaisseaux très obscur ; choc de la pointe à peine perceptible, foie et rate normaux. Urine pâle, peu sucrée ; densité 1030, sucre 4,8 0/0. Par d'albumine ; quantité d'urine rendue 3740 centim.

Thérapeutique. — Devant cet affaiblissement cardiaque il y avait indication formelle de réveiller l'activité du cœur et de combattre les menaces d'asystolie. Je lui défendis toute promenade, toute station verticale trop prolongée. Repos absolu dans la situation horizontale ; nourriture fortifiante, eau de la source de Neunaer.

27 *juin.* — Légère amélioration ; même régime.

29 *juin.*— Le malade sent sa tête un peu plus dégagée, moins de céphalalgie, moins de vertiges ; sommeil moins fréquent et moins profond. Pouls un peu plus fort, mais encore traînant ; même régime.

7 *juillet.* — Le malade se sent mieux ; il commence à avoir de la vigueur. Tête complètement dégagée. Plus d'appétit et moins de soif. Pouls, 80, le premier bruit à la pointe est très appréciable. Quantité d'urine beaucoup moins abondante : 270 centim. cubes, sucre 1,2 0/0, alimentation substantielle, bon vin, café, cognac ; on continue le fer.

11 *juillet.* — Le malade se sent beaucoup plus fort ; il commence à se promener. Pouls, 76 ; il n'est plus traînant ; bruits du cœur beaucoup plus clairs et nets. Bon appétit. Peu de soif. Langue humide, propre ; plus d'haleine fétide, plus de sucre ; quantité de l'urine 1500 cent. cubes, densité 1015.

20 *juillet.* — Idem, État stationnaire.

27 *juillet.* — Le malade se trouve guéri ; il est vigoureux, quantité d'urine 1700.

12 *août.* — Cessation du traitement. Le professeur Ruhle, de Bonn, opère avec succès la cataracte. En octobre de la même année, santé bonne.

Deuxième cas.

M. M. L..., 59 ans, vient se faire soigner par moi le 4 août 1874. Il ne sait de quoi sont morts ses parents, ni s'ils ont eu le diabète. Un de ses neveux en a été atteint et traité par moi. Ses cinq enfants sont tous bien portants. Le patient dit s'être aperçu, il y a environ trois ans, des premiers symptômes du diabète sucré. Il ignore quelles sont les causes de sa maladie.

État présent. — Le malade semble épuisé. Peau sèche, rude, flétrie. Musculature et graisse très diminuées. Pouls 88, très faible, à peine sensible. Température peu élevée. Langue sale, sèche. Aspect profondément anémié. Grande fétidité de l'haleine. Le malade se plaint d'une grande faiblesse, de la dyspnée, d'une grande tendance au sommeil, d'étourdissements passagers, quelquefois d'évanouissements, d'anorexie, d'une soif incessante.

Examen physique. — Poumons sains. Choc du cœur très faible, à peine perceptible : je sens à peine le choc de la pointe. Bruits du cœur et des vaisseaux très obscurs. Foie et rate dans leur état normal. Poids : 105 livres. Il a beaucoup maigri l'année dernière.

Urine sucrée, pâle, densité 1044 ; sucre 8 0/0 ; pas d'albumine ; quantité d'urine 5860 centim. cubes par jour.

Traitement. — En présence de l'affaiblissement cardiaque je prescrivis un repos absolu dans la position horizontale ; alimentation réparatrice, cognac, bon vin du Rhin, thé, café à fortes doses, consommé ; contre la soif eau de la source.

5 *août.* — Le malade se trouve mieux ; pouls 68, faible, appétit meilleur, pas d'autres changements appréciables.

6 *août.* — Hier il s'est trouvé mieux ; pouls 72, plus fort mais encore traînant ; même régime. Repos absolu dans la position horizontale.

7 *août.* — Le malade se lève malgré mes recommandations et veut se rendre à la source ; il s'y rend en effet. A six heures du soir le malade se trouve très mal ; il est très fatigué, très oppressé. Pouls à

peine sensible, traînant, très irrégulier, 40 à 50 pulsations par seconde. Choc à la pointe à peine perceptible : les bruits du cœur et
des gros vaisseaux ne sont pas appréciables. Température 36°. Aussitôt repos absolu et position horizontale. Sinapisme sur le thorax ;
café, thé, cognac à forte dose ; potion musquée (une cuillerée toutes
les heures). A huit heures je trouve le patient un peu mieux ; le pouls
est un peu plus fort, mais toujours traînant. A minuit le patient se
trouve très-mal, presque sans connaissance : pouls insensible, café et
thé à haute dose ; grande quantité de musc. Sous l'influence de cette
médication énergique le pouls se relève de nouveau et redevient sensible.

8 *août.* — A six heures du matin, je trouve le malade soporeux,
pouls insensible ; râles bronchiques. Respiration stertoreuse, un
gramme de musc pour essayer de réveiller la sensibilité cardiaque ; le
pouls se ranime ; puis le malade retombe dans le coma et meurt dans
l'après-dîner.

TRAITEMENT

Nous avons déjà vu dans le cours de cette étude l'heureuse influence du régime diabétique sur les troubles moteurs, sensoriels, intellectuels ; on ne devra donc jamais né-
gliger son emploi.

Quant au coma diabétique, tous les moyens employés
jusqu'ici sont restés sans résultat, c'est en vain qu'on a eu
recours pour enrayer ce terrible accident, à la transfusion du
sang, à l'acide phénique ou aux inhalations d'oxygène : les
jections veineuses d'une solution de phosphate de chaux et
de chlorure de sodium employées par Hilton Fagge qui avait
obtenu un demi succès, ont été également reconnues inuti-
les.

Ne pouvant donc compter sur la thérapeutique, le traitement devra être avant tout prophylactique.

On devra s'appliquer à écarter les causes probables de cette fatale complication puisqu'on admet généralement qu'elle est produite par des fatigues trop grandes et des excès quelconques. Le médecin devra prévenir ses malades du danger auquel ils s'exposent en se livrant à un exercice trop violent.

INDEX BIBLIOGRAPHIQUE

Leudet. — Clinique de l'Hôtel-Dieu de Rouen, 1875.

Bourneville et **Leteinturier**. — Progrès médical, 1875.

Marchal de Calvi. — Des accidents diabétiques.

Schiff. — Nouvelles recherches sur glycogénie. Journal d'anatomie et de physiol., 1866.

Trousseau. — Cliniques médicales.

Graves. — Leçons de clinique médicale. Traduct. Jaccoud.

Lecadre. — **Dionis des Carrière**. — **Delpech**. — **In. Marchal de Calvi**.

Durand-Fardel. — Traité du Diabète, 1869.

Bouchardat. —   id.

Lecorché. —   id.   1877 et Ambliopie diabétique. Gazette hebd., 1861.

Corneliani. — Opusculo sub diabete. Pavia, 1840.

Cantani. — Du diabète sucré et de son traitement. Traduct. Charvet, 1876.

Kulz. — Beitrage zur pathologie und therapie des diabetes mellitus. Marburg, 1873.

Griesenger. — Studien uber diabetes mellitus in Archives fur physiologische Heilkunde, 1859.

Jordao. — Thèse de Paris, 1857.

Prout. — An Inquiry into the nature and treatment of diabetes mellitus, 1825.

Hogt. — Beobahtungen und Bemerkungen uber die fonigartige Harhruhr in Henle und Pfeuffers zeitschrift fur rationale medecine, 1842.

Dusch. — Zeitschrift fur rationale medecine, 1853.

Petters. — Beobachtungen uber funf diabetes-Kranken Prager-vierteljahrschrift, 1855-57.

Kaulich. — Prager-vierteljahrschift, 1860.

Betz. — Uber acetonemie (memorahihilieu fur prachtichem Artze) 1861.

Cantanie. — Acetonemie (il Morgagni, 1864).

Kussmaul. — Uber eine eigenthumliche Todesart bei diabetes mellitus (Archives für deutche Clinick), 1874.

Rupstein. — Uber das auftreten des acetons bein diabetes mellitus (Centralblath), 1874.

Zimmer. — Die muskeln eine quelle des zuckeos in diabetes, mellitus (Deutche Klinick), 1873.

Seegen. — Der diabetes mellitus auf grundlage zalhreicher Beobachtungen. Berlin, 1870.

Imprimerie A. DERENNE, Mayenne. — Paris, boulevard Saint-Michel, 52.

Imprimerie A. DERENNE. Mayenne. — Paris, boulevard Saint-Michel, 52.